POUR UNE ÉTHIQUE RENOUVELÉE DE LA SANTÉ PUBLIQUE

L'Éthique en mouvement

Collection dirigée par Christian Hervé

La réflexion multidisciplinaire dans le domaine de la santé et de la maladie est accueillie dans l'espace fourni par cette collection. Cet espace d'accueil appelle les travaux dans ce domaine du laboratoire d'éthique médicale et de santé publique de Necker de la formation doctorale de Paris V-René Descartes et des autres laboratoires d'éthique médicale français, canadiens et d'autres pays, notamment européens.

Déjà parus

Henri-Corto STOEKLÉ, *Médecine personnalisée et bioéthique, Enjeux éthiques dans l'échange et le partage des données génétiques*, 2017.
Jean-Luc WOLF, *Marianne et Hippocrate dans la tourmente sectaire,* 2017.
Claude ROUGERON, *Pour une éthique renouvelée des pratiques de la santé publique*, 2013.
Henri KREIS, *Les greffes d'organes : une nouvelle fabrique du corps*, 2013.
Patrick NERHOT, *La question de la technique, A partir d'un échange épistolaire entre Ernst Jünger et Martin Heidegger*, 2012.
Teresa LOPEZ DE LA VIEJA (sous la dir. de), E-*Ethique/E-Ethics*, 2011.
Yvanie CAILLE et Michel DOUCIN (sous la dir. de), *Don et transplantation d'organes au Canada, aux Etats-Unis et en France. Réflexions éthiques et pratiques comparées*, 2011.
Yvanie CAILLE et Michel DOUCIN (sous la dir. de), *Réflexions éthiques sur la pénurie d'organes en Europe*, 2010.
Patrice QUENEAU et Bertrand BECOUR, *Etre médecin à Villiers-le-Bel, une éthique au quotidien. Hommage au Docteur Lionel Bécour*, 2010.
Grégoire MOUTEL, *Médecins et patients : l'exercice de la démocratie sanitaire*, 2009.
NERHOT Patrick, *La Métaphore du passage. Le concept de temps chez saint Augustin, fondement d'une nouvelle éthique*, 2008.
LE COZ P., *Quelle philosophie de la famille pour la médecine de la reproduction ?*, 2006.
HERVE Ch., THOMASMA D., WEISSTUB D.(éd.), *Visions éthiques de la personne,* 2001.
HERVE Ch. (ed), *Les enjeux de responsabilité posés par les nouvelles technologies en santé publique (Dossiers)*, 1999.
HERVE Ch. (ed), *Ethique médicale ou biomédicale ? (Cahiers)*, 1997.
MENORET-CALLES B., *L'accès aux soins des populations démunies. Situation et perspectives en 1996,* 1997.

Claude Rougeron

Pour une éthique renouvelée de la santé publique

L'accès aux soins en médecine générale

Nouvelle édition

L'Harmattan

Du même auteur :

Spiritualité, éthique et malade en fin de vie. 2002. Autoédition : 1 Bd Léon Gambetta 27530 Ézy-sur-Eure.

L'adolescent et ses parents. 2004. Autoédition : 1 Bd Léon Gambetta 27530 Ézy-sur-Eure.

Les vrais secrets d'un médecin. 2004. Buchet et Chastel. *(épuisé)*

Pour une éthique renouvelée de la Santé publique. L'accès aux soins en médecine générale. 2013. L'Harmattan.

Avec toi jusqu'au bout. (avec Mireille Leduc). 2019. Ed. du Cerf.

Patients, je vous écoute... 2020. Ed. du Panthéon. *(épuisé)*

Personnes âgées dépendantes et coronavirus. Les vrais secrets de l'éthique médicale. 2022. Ed. Sidney Laurent. *(épuisé)*

5-7, rue de l'École Polytechnique - 75005 Paris
www.editions-harmattan.fr
ISBN : 978-2-336-55205-7
EAN : 9782336552057

Je dédie cette réflexion :

À mes petits patients souffrant de tuberculose, mucoviscidose, cardiopathies qui m'ont fait médecin,

À mes patients qui m'apportent tant,

À mes collègues soignants,

À Dany, Marc et Hélène, mon épouse et mes enfants qui animent ma vie.

Remerciements

Je remercie avec une grande émotion Monsieur Jean-Pierre LEGUÉRÉ, professeur de communication, auteur, éditeur, pour son accompagnement dans la rédaction de la première édition de ce livre. Sa curiosité, ses questions précises et pertinentes, ses propositions de tous ordres, bref, son professionnalisme, ont su valoriser mes réflexions éthiques et mes propositions politiques.
Par-delà ce travail assidu durant toute l'année 2012, Monsieur Jean-Pierre LEGUÉRÉ m'a offert une belle et efficace formation rédactionnelle. Une belle expérience de vie pour nous deux.

Sommaire

Préface

Ce livre de Claude Rougeron est à la fois un cri, un plaidoyer, un appel.

Le cri, indispensable et juste, dénonce ce qui n'a pas ou qui n'a plus de sens dans la profession du médecin, quel que soit son statut de chercheur, d'enseignant ou de clinicien.

Le plaidoyer, quant à lui, se construit sur les pratiques et, plus encore, sur les expériences vécues de l'auteur ; cette approche permet à Claude Rougeron de visiter le sens des différents concepts qui font la médecine aujourd'hui. L'auteur se réfère avec sagacité à une sagesse authentique qui consiste à renouveler les pratiques à partir d'une compréhension contemporaine, fondée sur la pertinence ou non de procédés nouvellement institués. Il s'agit bien ici, en effet, de ressaisir sous une autre forme les valeurs de la profession et plus particulièrement celles de la relation médecin-patient. À la question : comment agir « *dans l'intérêt du patient et de sa réalité* » ? Claude Rougeron propose de conditionner l'action à cinq mouvements : une relation avec quelqu'un, une confiance dans la capacité de l'homme à faire face, une prise de conscience de celui qui la reçoit, une écoute pour connaître l'autre et l'entendre et enfin, un accompagnement. Cet « agir médical », que constituent cette parole et ce discours, fonde la réalité d'une relation singulière qui donne à la profession de médecin une tout autre dimension, laquelle se révèle dans la lecture des expériences vécues que Claude Rougeron évoque dans son livre.

Un appel, surtout, à insérer l'éthique dans la vie quotidienne. Le livre de Claude Rougeron est un témoignage : celui d'une initiation véritable. Il doit nous inspirer dans nos propres pratiques de la médecine. En effet, il a vécu l'une et l'autre des parties de la relation, il a dû se confronter à la maladie et analyser ses propres pensées à cette réalité qui était la sienne, alors qu'il prenait en compte comme médecin celles des autres, dans leurs singularités respectives. Il a donc vécu cette réflexion éthique d'un côté et de l'autre du miroir et même simultanément des deux. Le lecteur devine la puissance d'une introspection créatrice à l'aune des trois concepts qui émergent : le vécu, l'ambivalence et la limite. Aussi cette réflexion sur l'éthique allume-t-elle des phares, des lumières de connaissance à destination des professionnels et de ceux qui les suivront.

Je peux en témoigner, nombreux sont ceux qui s'interrogent sur le sens de leur métier. Devant la simplicité apparente qu'apportent les progrès techniques, la relation singulière s'efface dans une médecine cloisonnée, voire – ce qui est pire – dévalorisée au bénéfice d'une médecine de Santé Publique inspirée du seul collectif, que ce soit celui composé par les malades dans l'« *evidence based medicine* » ou celui représenté par le législateur et les décideurs politiques et administratifs. De nombreux médecins souffrent des évolutions de la pratique de leur art et s'interrogent sur les valeurs d'une éthique professionnelle. Les voies de réflexion livrées dans cet ouvrage me paraissent d'autant plus riches qu'elles transmettent des vécus professionnels intimes qui mêlent ordre et désordre, rationalité et subjectivité, action et passivité ; l'ambivalence, « seule position tenable » affirme l'auteur, devient alors créatrice pour résoudre la confrontation aux limites du médecin, aux frontières de la vie. Parce qu'il livre avec justesse la pensée d'un médecin à partir de ses expériences et de ses pratiques, ce livre est émouvant. Il est aussi pédagogique pour tous ceux qui, quelles que soient les situations et conditions de leurs exercices respectifs, seront confrontés à cette relation médecin-malade que pendant un temps l'on n'enseignait même plus dans les facultés de médecine.

Enfin, la logique même du discours du Docteur Rougeron imposait que, nés de la praxis médicale, ses propos sur une éthique renouvelée s'inscrivent dans des propositions socio-économiques réalistes. L'usage des nouvelles technologies n'est pas, en effet, la seule raison de l'évolution de la relation entre médecins et patients ; la démographie des professionnels, la médiocre représentation syndicale, la difficulté des négociations, la désertification de nombreux territoires, l'abandon progressif de la médecine de premier recours, la lente disparition de médecins généralistes, le « tout aux urgences » sont autant de composantes d'un système financièrement onéreux, humainement inacceptable. Les jeunes médecins mais aussi les responsables de la Santé Publique en France, les élus régionaux et locaux trouveront là des pistes réalistes, adaptables suivant les situations pour les années à venir, inscrites dans les valeurs fondamentales de la République.

Ce livre doit être lu au-delà des mots, phrases et chapitres qui le composent sous la réflexion que chaque parole, dont celle spécifique du médecin, s'intègre dans le cortège des autres paroles et ainsi modifie les réalités. J'y ajouterai un autre constat de Paul Ricœur qui énonçait « *Je vis de frontières, d'échanges et d'emprunts* ». C'est par cette phrase que commence mon cours sur le « Courage d'être », ce que ce livre apprend parfaitement aux étudiants et donne à penser aux professionnels de santé en dépeignant les sortes d'ouvertures de pensée envers l'autre quand l'on porte dignement le titre de soignant.

Professeur Christian HERVÉ
Directeur du laboratoire d'éthique médicale et santé publique
Université René Descartes.

Introduction

Les soins de médecine générale et de pédiatrie devraient être, en principe, égaux pour tous, sans préjuger des possibilités économiques, des statuts sociaux et politiques, de la race, de la couleur de peau, des convictions religieuses de chacun. Nous nous trouvons là, en effet, devant l'expression d'une valeur républicaine fondamentale, écrite dans les textes. Or, ma pratique quotidienne, aussi bien que celle de nombreux confrères, montre que nous sommes loin du compte : l'inégalité règne ; elle bafoue une valeur essentielle de notre métier, valeur que je veux ici m'attacher à défendre.

Depuis mes rêves d'enfant, j'ai vu apparaître et j'ai bénéficié des progrès des sciences et des techniques médicales ; ils sont considérables. Enthousiasme et passion m'ont animé. Je me suis lancé à corps perdu dans la découverte de la connaissance médicale afin d'en faire profiter mes patients. L'enseignement et la recherche se sont imposés à moi comme une évidence. Très rapidement, les questionnements sur ma pratique de soin ont fait irruption. L'analyse de ma pratique m'a conduit à reprendre des formations en sciences humaines, absentes de mes études médicales. Un diplôme d'études approfondies (DEA) en sciences de la vie et de la terre puis un doctorat de troisième cycle en sciences biologiques et médicales, option éthique médicale, m'ont apporté bien des savoirs et des outils de réflexion. En fait, ils ont immédiatement influencé ma pratique et mon enseignement. Pourtant, après un tel parcours, après plus de quarante ans au service de la médecine et des patients, force est de m'interroger : qu'est devenu le sens de notre métier, sur quelles valeurs peut-on s'appuyer pour le vivre ?

L'espérance de vie, en France, à la naissance est passée de 68,4 ans à 80 ans pour les hommes de 1970 à 2024 et de 75,8 à 85,6 ans pour les femmes au cours de la même période. Se pose la question de la qualité de cette vie qui s'étire. Au-delà de l'espérance de vie, l'état de santé des Français est-il bon ? Le taux de mortalité infantile en France, qui était inférieur à celui de l'Union européenne en 2012, a augmenté pour atteindre 3,9 pour mille décès dans la première année de vie en 2021 alors que dans l'Union européenne, elle est de 3,3 pour mille Par ailleurs, la mortalité prématurée, c'est-à-dire avant 65 ans, reste l'une des plus élevées de l'Union européenne, prédominante chez les hommes, essentiellement pour des motifs liés aux comportements à risque : alcool, tabac, hygiène alimentaire, route, etc. L'égalité d'accès aux soins est considérée comme acquise dans notre pays, mais a-t-elle fait l'objet d'études épidémiologiques à ce jour ? Pourtant, ce que je vis est en phase avec les données de l'OMS et de l'Euro Health Consumer Index. Meilleur système de santé au monde selon le classement de l'OMS en l'an 2000, encore en tête en Europe en 2006, notre système y est relégué à la huitième place en 2011, la onzième en 2020, malgré une croissance des dépenses de santé au moins égale à celle du PIB.

La non-équité d'accès aux soins de médecine générale et de pédiatrie en ville constitue une perte de chance pour le patient ; elle entraîne une morbidité voire une mortalité accrue par ailleurs. La répartition des médecins pratiquant des dépassements d'honoraires, majoritairement des spécialistes d'organes, est libre et très inégale sur notre territoire, induisant directement une iniquité de l'accès aux soins.

Les échelles d'évaluation de la qualité de vie ne manquent pas. Sont-elles pertinentes ? Une qualité de vie peut-elle s'évaluer par une personne autre que celle concernée ? Peut-elle s'évaluer par une échelle de critères mesurés ? Autrui peut s'interroger quant à la qualité de la vie d'une personne ; il ne peut pas en juger. Au cœur du colloque singulier entre malade et médecin, notamment au cours de certaines situations graves engageant la vie, la question de la qualité de cette vie peut surgir, transparaître ou rester non dite. Seul le malade détient la réponse, s'exprimant parfois inconsciemment à travers des décisions de refus de soins, de choix thérapeutiques, de demande d'obstination de soins ou d'euthanasie. Le médecin est bien placé pour apprécier la lutte pour la vie de son malade, ce qui peut faire la qualité de sa vie, ou lui nuire. Dans le même temps, l'un et l'autre savent que la mort est inéluctable, qu'elle fait partie de la vie, qu'elle fait peur.

Ces cinquante années de pratique de soins, de jour comme de nuit, dimanches et fériés, m'ont offert l'extraordinaire privilège d'approcher la personne humaine d'assez près, de grandir grâce à elle, de partager des tranches de vie intimes, parfois spirituelles (et non religieuses). Elles ont entretenu mon profond désir de servir l'autre, cet autre nommé : congénère, prochain, alter-ego, ami, patient, malade. Il s'agit toujours d'une personne qui mérite mon attention, ce don de moi, sans tendre sur le versant de l'abandon de soi. J'ai offert, j'ai donné, mais aussi, j'ai observé ce monde, avec ses organisations, ses valeurs, ses évolutions, ses dérives. C'est pourquoi, aujourd'hui, certaines valeurs des organisations et institutions sociales et médico-sociales, altèrent mon enthousiasme et celui de très nombreux confrères expérimentés. Les conditions d'exercice de la médecine générale éloignent de plus en plus le malade de son médecin pour y infiltrer, de surcroît, des contraintes temporelles, des dossiers médico-administratifs et des documents administratifs, pléthoriques et répétitifs à renseigner. Le nombre de médecins quinquagénaires qui dévissent leur plaque professionnelle pour se diriger vers des activités salariées augmente de façon inquiétante et significative. En 2010, c'était 903 généralistes de moins de 55 ans qui déposaient leur plaque. 64,2 % étaient des hommes. Parmi les généralistes de moins de 45 ans, un sur cinq dévissait sa plaque. Plus de la moitié étaient des femmes. Cette hémorragie que la société découvre aujourd'hui est ancienne et ne laisse pas place à la surprise.

L'atlas de la démographie du Conseil national de l'ordre des médecins publie une baisse continue de l'activité régulière des médecins : de 76,5% en 2010, ils étaient 61,1% en 2023 et sont 60,4% en 2024 à exercer à plein temps. De 2010 à 2023, il y a 4,7% de médecins généralistes en moins dont seulement 7% sont des retraités. Cela signifie que **93% des généralistes qui cessent leur activité n'ont pas atteint l'âge de la retraite**. En 2022, ce sont 1146 généralistes qui ne sont plus en activité régulière. Parallèlement, en 2010, on comptait 5612 généralistes retraités actifs, ils sont 20 159 en 2023 !

Le plus grand nombre de médecins généralistes ne termine pas sa carrière, dans le même temps, un nombre croissant de retraités poursuit son exercice, parfois jusqu'à des âges très avancés.

Depuis la fin de la seconde guerre mondiale dans le monde occidental, nous vivons en paix, plus vieux, en meilleure santé, disposant de meilleures conditions ménagères, domestiques. Mon jugement diffère concernant la répartition des richesses, l'équité sociale, notamment d'accès aux soins en ville. Pourtant, **l'Organisation Mondiale de la Santé a proclamé l'accès aux soins pour tous en 1945**. La création de la Sécurité sociale a œuvré dans ce sens, elle y contribue toujours pour les maladies sévères ou graves, pour les personnes les plus démunies, vraiment très démunies. Plus ou moins sous la pression du parlement européen, le législateur français a promulgué des lois et autres textes au fil des années afin de garder cette visée.

Cependant, mon vécu de soignant, mes échanges avec deux à trois cents nouveaux médecins et internes chaque année depuis 1984 au cours des formations, enseignements facultaires, conférences, colloques et congrès, mes parcours sur les chemins chaotiques de mes patients m'ont convaincu : ils m'imposent une remise en cause de cet accès aux soins pour tous, d'une équité d'accès aux soins en médecine générale et en médecine de ville en général.

Les idées de « reste à charge du patient » ou « reste à charge de la famille » garantissant une limite prédéfinie pour chacun des dépenses de santé annuelles, était à l'ordre du jour en 2010. Aujourd'hui, le ticket modérateur augmente, les franchises également.

L'Homme a ses limites en qualité de personne humaine et de professionnel. Les systèmes ont les leurs. Nous verrons comment ces limites multiples et imbriquées modèlent la dimension éthique de nos décisions. Par-delà celles-ci, nous porterons un regard sur le soin, soigner, prendre soin, et guérir. Puis, nous devrons poser le concept d'incertitude afin de nous ouvrir aux méandres de la vérité - ou la réalité – dite au malade et à sa famille.

Ces quelques données et réflexions éthiques concernant la pratique du soin et son accès soutiendront des propositions pour sauver l'existence d'une médecine générale de qualité, fondée sur des missions claires. La reconnaissance de cette discipline, le respect de la part du gouvernement, l'existence d'un avenir pour la médecine générale, la rémunération en cohérence avec la durée, la complexité des études et le niveau des responsabilités du médecin, tout doit être revisité.

Rêves et expériences d'un parcours de vie : le grand écart

Rêves et expériences d'un parcours de vie : le grand écart

Une enfance pleine de cicatrices

L'âme de la médecine générale : pourquoi ce choix ?

Une absence d'adéquation entre la formation et la demande du patient

L'enseignement de la médecine générale : une construction exaltante

L'éthique de la démarche médicale s'enseigne, pour le bien du patient.
Y a-t-il un avenir pour cet enseignement ?

Références bibliographiques

Une enfance pleine de cicatrices

Comme beaucoup d'enfants, je rêvais de sauver tous les jeunes malades, de les arracher à la mort. Mon vécu d'enfant malade longuement hospitalisé a construit des cicatrices. Les paravents noirs de part et d'autre de mon lit, dans cette grande salle commune de l'hôpital, s'offraient à mon regard lors de mon réveil matinal. Comment ne pas entrer dans la lutte pour la vie et imaginer, rêver un monde où les enfants ne disparaissent pas sans explication, sans raison ? Cette évaporation dans la nuit du petit copain de jeu engendre des réactions profondes, silencieuses dans l'immédiat, prégnantes à distance. Les adultes de cette époque ne prêtaient aucune attention à l'impact sur les enfants de ces situations, véritables traumatismes. Alors, se posent des questions. Les enfants n'évoluent-ils pas physiquement selon leur investissement inné dans la lutte pour la vie ? Quels impacts ces vécus douloureux, immédiatement enfouis au fond de la conscience, peuvent-ils engendrer dans la lutte pour la vie de ces enfants encore vivants ? Ces blessures psychiques ne peuvent-elles pas sous-tendre des échecs thérapeutiques incompréhensibles concernant les maladies physiques ?

L'âme de la médecine générale : pourquoi ce choix ?

Durant mes études médicales, la découverte de cette machine humaine absolument extraordinaire, complexe, magique, géniale, à l'équilibre aussi vulnérable que stable suscita chez la majorité de mes collègues de promotion le même enthousiasme qu'en moi. Comment la nature a-t-elle pu concevoir et réussir un organisme aussi parfait, malgré ses erreurs, ses imperfections ? La complexité et la perfection de cet organisme sont stupéfiantes, les connaissances et les compréhensions ne dévoilent aujourd'hui que quelques secrets. Restons très humbles sur ces savoirs. Les maladies anciennes et récentes font l'objet d'actions médicales efficaces, mais nous ne comprenons pas, dans la grande majorité des cas, la cause de ces maladies. Nous ne pouvons que rarement en prévoir l'évolution. Nous constatons que des maladies graves évoluent parfois favorablement alors que d'autres affections de faible gravité évoluent très mal avec fortes séquelles ou décès surprenant. À quelle cause imputer ce lymphome hodgkinien au stade

IIa (faible gravité) chez cette jeune étudiante sans antécédents médicaux, familiaux et personnels ? Pourquoi les traitements ont-ils échoué jusqu'à la seconde greffe de moelle ? Quel avenir pour elle ? L'intelligence artificielle nous aidera-t-elle à répondre à certaines questions ? Je le crois et l'espère car des drames persistent et les incompréhensions restent dominantes, même chez les plus grands spécialistes en santé.

Soigner toutes les souffrances physiques, psychologiques, œuvrer pour l'équité des hommes devant l'accès aux soins, au moins dans notre pays, offrir les mêmes soins à chacun sans préjuger de ses particularités raciales, culturelles, religieuses, politiques, économiques, etc. Telles sont les visées qui animaient les discussions avec mes amis et collègues de promotion. Naïveté de jeunesse diront certaines personnes : non, ces valeurs animent les soignants que j'ai connus et ceux que je connais aujourd'hui, dans leur majorité.

Avant la fin de mes études, la maladie m'a rattrapé. Des prouesses chirurgicales et ma rage de vivre ont soutenu ces visées. Assistant de pédiatrie dans un centre pour enfants malades de tuberculose et de mucoviscidose, quelques-unes de mes certitudes se sont trouvées bien ébranlées. Ce fut le moment du premier contact avec le concept d'incertitude, que nous développerons plus loin. Les bébés de deux mois atteints par la tuberculose (nous sommes alors en 1978) m'ont interpellé. Pourquoi celui-là guérit-il ? Celui-là meurt-il ? Parmi les enfants plus âgés, les évolutions étaient le plus souvent favorables. Quant aux enfants souffrant d'une mucoviscidose, que de souffrances physiques à la hauteur de leur courage ! Leur regard interrogatif, leur abnégation à subir des traitements lourds et douloureux, leur lutte pour la vie et cette sorte de résignation à voir la mort approcher, leur mort à travers celle de leurs petits camarades ont induit en moi ce double sentiment d'incurie et d'injustice. Pourquoi donc, forte de tant de progrès scientifiques et techniques, la médecine ne pouvait-elle rien faire pour sauver ces gosses ? Et pourquoi étaient-ils ainsi élus par la maladie ? Pourquoi certaines formes de la maladie étaient-elles si violentes et ravageuses ? Pourquoi d'autres révélations de ce gène transmissible étaient-elles minimes, respectant une vie au quotidien, correcte, permettant l'espoir ?

C'est lors de cette période de la fin de mes études qu'une profonde motivation est née : si l'on ne peut guérir ces enfants malades, au moins que l'on mobilise toute notre énergie à prendre soin d'eux physiquement, psychologiquement, socialement et spirituellement.

Cette globalité de la prise en charge du malade, c'est l'âme de la médecine générale.

Lors de mes congés d'été, je prenais en charge un centre d'enfants cardiaques à la campagne : la SESERAC (Société d'Étude et de Soins pour les Enfants Atteints de Rhumatisme Articulaire Aigu et de Cardiopathies). Le nombre des cardiopathies rhumatismales, majoritairement des atteintes valvulaires liées aux conséquences du rhumatisme articulaire aigu de l'enfant, diminuait grâce à l'usage de la pénicilline. Les cardiopathies congénitales, malgré une forte mortalité précoce, prenaient le relais grâce au progrès des sciences, des techniques, de la chirurgie et de la médecine. Cependant, de nombreux enfants du centre étaient très gravement malades, avec parfois l'association de leur cardiopathie à d'autres affections graves (malformations, lupus et autres maladies dites de système, maladies génétiques, cancers). Ce centre avait pour mission d'offrir aux enfants des vacances sous la forme d'une « colo ». Pour la plupart, il s'agissait bien de vacances à l'hospitalisation. Un ou deux mois hors des murs de l'hôpital, avec d'autres enfants et des monitrices et moniteurs, pour vivre des activités de plein air, découvrir la vie. Quel étrange sentiment pour moi que d'observer certains enfants (ils avaient de 6 à 15 ans) découvrant des activités aussi simples que le travail manuel (découpage, gommettes, plâtre, poterie, etc.). Non moins étrange, l'observation de ces enfants sur un tricycle ou un vélo parmi les circuits installés par la Prévention routière. « J'ai droit… ». « Je n'ai pas droit… ». Les règles de la circulation prenaient une importance considérable, intransigeante. Épuisés, ils buvaient quelques lampées d'eau et observaient un temps de repos avant le repas. Épuisés, certes, mais quelle joie sur leur visage marqué par la maladie. Leurs yeux pétillaient de satisfaction d'avoir réalisé le circuit sans amende. Travail bien fait.

La vie se vit au présent avec un clin d'œil au futur. Car *« plus tard, lorsque je serai grand, je roulerai avec mon vélo en respectant le code de la route », « et je pourrai aller voir tout seul ma grand-mère… ».*

Soigner, prendre soin de ces enfants, observer leur satisfaction, leur plaisir, leur joie mais aussi leurs peines, donnait du sens à mon métier alors que j'avais très bien compris que leur espérance de vie ne pouvait se mesurer qu'en une courte durée.

C'est alors que j'ai pris conscience, en partie, que l'important pour eux, plus que guérir, c'est vivre. Vivre le présent intensément avec un clin d'œil mesuré, réaliste, vers le futur ; un regard discret et sérieux à la fois, sans tristesse, mais avec un espoir sage. Oui, c'est cela, ces enfants exprimaient de la sagesse vis-à-vis de la vie, même lorsqu'ils s'appliquaient à vivre les bêtises, à prendre les risques des enfants de leur âge. Quelle belle leçon de vie pour nous adultes, confrontés à notre échelle de valeurs plus ou moins fluctuante.

Cette sagesse innocente est-elle interdite aux adultes ?

Une absence d'adéquation entre la formation et la demande du patient

Lorsque je me suis installé en médecine générale, en 1981, j'imaginais l'accès aux soins sans problème. Des soins de même qualité pouvaient y être offerts à tous les patients. Tout du moins, là résidaient mes illusions. En effet, dès mon premier patient, j'ai constaté avec amertume que sa demande ne faisait aucun écho avec la formation que j'avais reçue. À travers ce décalage sévère et délétère, je me suis formé sur le tas, au contact des patients et de certains confrères.

Naïf et respectueux des préceptes de mes maîtres, j'ai consulté des publications, relu mes cours, oubliés ou mal intégrés, j'ai suivi des enseignements post-universitaires à Paris et à Tours. Devant chaque malade, le constat du décalage était le même. Consternant. Concernant le soin physique, je faisais souvent plus appel à mes acquis infirmiers, mon premier métier, qu'à ma formation médicale, scientiste. Les malades qui constituent l'essentiel de la clientèle des services des Centres Hospitalo-Universitaires souffrent essentiellement de maladies à très faible prévalence en médecine générale. C'est pourtant dans ces grands centres qu'étaient formés les médecins généralistes, dans les grandes métropoles. C'est dans ces centres que résident les enseignants de médecine, professeurs ou non. Un neurochirurgien correspondant me disait que tous les malades porteurs d'un glioblastome cérébral (cancer du cerveau) qu'il voyait dans son service étaient migraineux. Étonné par sa remarque, j'ai réfléchi et regardé mon fichier. La migraine est une affection fréquente en médecine générale ainsi que dans ma clientèle. En revanche, la prévalence des glioblastomes cérébraux en médecine générale est telle qu'un médecin rencontre deux à trois fois dans sa carrière ce type de malade. Ma connaissance des « signes, diagnostic et traitement » (terminologie classique affublée au nom des maladies que l'étudiant apprend par cœur) de ces maladies à faible prévalence et faible incidence en médecine générale avait été évaluée lors des questions d'examen et des stages. Je devais être à peu près performant. Cependant, je ne voyais pas ces malades-là. Ceux qui faisaient appel à mes services et soins au quotidien me proposaient des troubles de santé authentiques, physiques, psychologiques que je connaissais mal et surtout, que je ne savais pas soigner. Lorsqu'il s'agissait de ces maladies peu fréquentes ou rares, je les voyais à un stade si précoce, fruste ou imbriqué dans une polypathologie, qu'il m'était bien difficile de les reconnaître. Quant aux troubles de la santé mentale, mon ignorance était pire, malgré ma participation à quelques heures d'enseignement optionnel en psychologie clinique. Autant ne pas aborder les souffrances sociales et spirituelles dont l'étudiant en médecine savait bien qu'il ne lui appartenait pas de s'en occuper. Je me suis rendu compte que cela ne pouvait se concevoir que selon une vue simpliste du prendre soin. Est-ce que le soin d'un corps pouvait se concevoir de façon purement technicienne, hors de sa conception humaine, c'est-à-dire selon un regard à la fois physique, psychique, social et spirituel ?

Aujourd'hui, l'évolution des connaissances médicales et des contraintes administratives et comptables a conduit nombre de mes confrères à épouser un exercice médical purement technique, très loin de toute prise en compte de la personne dans sa globalité. Ainsi n'est-il pas rare qu'un patient soit soumis à un examen complémentaire sans rencontrer le praticien. L'imagerie - essentiellement scanner, résonance magnétique nucléaire, contrôle de machine implantée - constitue un exemple aussi patent que désolant, bien que cette haute technicité soit bienfaisante pour le malade. Mais pourquoi cette frontière est-elle si forte et fréquente entre la technique et l'humain ? Ne stigmatisons pas. Il existe des radiologues qui parlent avec leurs patients, les écoutent, les examinent. Certains patients nous le disent en consultation de médecine générale, ils apprécient. Cependant, nombre de mes confrères déplorent cette vision d'une médecine uniquement technicienne : malgré son efficacité, elle engendre des peurs, abandons ou retard de soins, des dérives vers des médecines alternatives inappropriées, enfin, bien des morbidités chez nos patients.

L'écoute de l'autre est devenue aujourd'hui la tâche médicale la plus malmenée parmi toutes, dans les domaines du soin et de l'enseignement. Voilà une affirmation que je soutiens sans chercher de preuves bibliographiques. Je l'ai vécue et je la vis au quotidien de mon existence professionnelle et en observe ses effets négatifs. Mes expériences de brancardier, d'aide-soignant, d'infirmier, d'étudiant en médecine, de praticien, d'enseignant et de formateur, mais aussi mon expérience de malade à plusieurs reprises dont deux cancers, de membre familial d'un malade grave et en fin de vie, bref, le quotidien de ma vie autour de la santé au cœur de la cité, confirme que je n'ai pas pu vivre que des exceptions. Les échanges que j'entretiens régulièrement depuis 1984 avec mes nombreux confrères, en formation, en congrès et autre, confirment cette affirmation.

Écouter un malade est un objectif de formation des soignants que l'on voit timidement apparaître dans les programmes des Instituts de formation des infirmières vers la fin du vingtième siècle. Concernant les programmes de formation des médecins, cet objectif existe dans les seuls troisièmes cycles de médecine générale et de psychiatrie, au gré des responsables d'enseignement. Ainsi observe-t-on toutes les dérives possibles, avec leurs conséquences négatives, auprès des patients et de leur famille. Par exemple, cette carence de formation est si fortement ancrée chez les médecins que la jurisprudence de février 1997 qui leur imposait la charge d'apporter la preuve de l'information de leur patient entraîna une véritable levée de boucliers. Certaines sociétés savantes de spécialistes ont édité des documents comportant une liste de risques liés à l'acte que le patient devait subir. La diffusion de ces listes auprès des praticiens pouvait être aidante, malheureusement, leur usage a été dévié. Nombre de praticiens remettent toujours ces listes à leur patient en leur demandant de se présenter le jour de l'intervention avec le document daté et signé. La reprise de cette jurisprudence dans la loi du 4 mars 2002 a peu changé les comportements des médecins réfractaires. Informer, recueillir le consentement du malade repose sur des textes juridiques régulièrement renforcés depuis l'arrêt Mercier en 1936. Celui-ci préconisait une information claire, loyale et appropriée au malade. Seule cette information permettait au malade d'adhérer au traitement ; mais, en fait, celle-ci ne concerne pas que les actes médicaux, elle doit comprendre les explications liées à la maladie, sa gravité, ses risques avec ou sans traitement. Elle repose naturellement sur une écoute active du patient. Depuis 2002, avons-nous vraiment évolué au bénéfice de l'écoute globale du malade ? Les freins à l'application de la loi du 25 avril 2005 sur les droits des malades et la fin de vie, dite loi Léonetti, ainsi que celle de 2016 sur le même sujet, sont également liés, pour une part, à ce défaut de capacité des médecins à écouter. Écouter les malades, mais aussi, écouter les autres soignants et les aidants.

Ce défaut d'écoute des mots risque fort de s'associer au défaut d'écoute des maux. Ainsi, dans de trop nombreuses équipes, la souffrance physique est insuffisamment entendue par les soignants et médecins. Pourtant, depuis l'avènement des soins palliatifs en France, dans les années 1986, les progrès pour soulager la douleur physique sont considérables. Les hôpitaux se sont équipés de consultations dites « anti-douleur », malgré tout, l'écoute de la souffrance de l'autre, son accompagnement lors de la survenue d'une maladie grave ou difficile, restent des domaines insuffisamment pris en compte en pratique médicale hospitalière et ambulatoire. L'écoute des patients, au quotidien, lors de consultations et visites à domicile non chronométrées, me permet de soutenir ce genre d'affirmation. Cette référence est bien peu scientifique, cependant la force du nombre (5 000 à 6 000 consultations par an, 190 000 à 220 000 séances depuis mon installation, avec un fichier de plus de 13 000 patients) et plus de 38 années d'exercice de la médecine générale à temps plein, d'observation et d'écoute lui donnent de la légitimité. Je répète que l'évolution de la prise en charge de la douleur semble favorable, mais ne nous arrêtons pas au milieu du gué.

L'enseignement de la médecine générale : une construction exaltante

Dès le début de mon exercice, en quête de formation adaptée à mon exercice en ville, j'ai rencontré des pionniers de l'enseignement de la médecine générale. Ils m'ont transmis les rudiments pédagogiques, puis je leur ai emboîté le pas. Là encore, avec une formation limitée, je me suis lancé afin d'accompagner mes futurs confrères et consœurs vers ce métier passionnant, humain, où les patients nous font grandir autant qu'on leur apporte en termes de santé et d'humanité. Les séances de formation théorique pour les étudiants du troisième cycle de médecine générale se faisaient avec l'apport d'un confrère spécialiste selon le thème traité. Parallèlement, une école de formation des cadres et enseignants de la discipline s'est mise en place grâce au génie de personnes comme Albert Herceck, Jehann de Butler, André Cholal et l'aide logistique des laboratoires Merck Shape et Dome. Il est profondément regrettable, éthiquement parlant, que la défaillance de l'Université médicale française ait ainsi laissé la place à un laboratoire pharmaceutique. Cependant, l'école traitait essentiellement de formation pédagogique. Ce n'est que lorsque des formations sur le contenu de l'enseignement sont apparues que la problématique des conflits d'intérêt s'est posée. Avec la fin du millénaire, j'ai transformé cette école, extraordinaire outil au service des enseignants de médecine en général et de médecine générale en particulier, en une école de la structure CNGE (Collège National des Généralistes Enseignants créé en 1983 par J. de Butler et A. Herceck). J'ai opté pour le statut d'EURL (entreprise unipersonnelle à responsabilité limitée) afin de protéger l'outil, le crédibiliser et affirmer son indépendance totale, notamment à l'égard de l'industrie pharmaceutique. Ce sont les médecins eux-mêmes, à travers leur collège local, qui payaient les formations et faisaient vivre leur école nationale. État, Région, Université ne se sont jamais engagés à nos côtés. Depuis, cette structure juridique est devenue l'organisme de formation professionnelle continue des médecins adhérents du CNGE, offrant un programme très étoffé de formations pédagogiques, de soins et de recherche. Mon rêve était à son acmé. Grâce à mon parcours personnel d'apprentissage de la pédagogie d'adulte (école du CNGE, Université de Laval au Québec), j'ai pu en faire bénéficier les confrères. Ainsi, en France, un corps de maîtres de stage et d'enseignants de médecine générale s'est constitué. Ces enseignants sont des praticiens motivés, formés à la pédagogie et au contenu de la discipline, assidus à la formation continue et à l'échange des pratiques. Les internes de médecine générale bénéficient, depuis les années quatre-vingt-dix, d'un cursus de formation spécifique à leur spécialité, ainsi qu'à la pratique de la discipline. Selon la même méthode, les étudiants peuvent réaliser leurs thèses de médecine et leur mémoire de DES (Diplôme d'Étude Spécialisée) de médecine générale sous la direction d'un enseignant de cette nouvelle spécialité. Le nombre de ces travaux primés par les facultés augmente régulièrement. Tous ces chantiers m'ont exalté.

Malheureusement, la qualité de la formation d'un médecin généraliste ne suffit pas pour qu'il soit motivé pour s'installer et exercer ce si beau métier. Mon rêve s'est effondré en 2006, comme un Mirage abattu par l'ennemi.

Les jeunes généralistes boudent l'exercice en ville : *« Tout sauf ça !»*
Plusieurs enquêtes et thèses, depuis le début du siècle, ont en effet démontré que nos jeunes médecins, bien formés, compétents en pratique ambulatoire, ne s'installaient pas. Le taux d'installation s'effondre continuellement depuis 2004. Le Conseil National de l'Ordre des médecins publie des chiffres alarmants chaque année. Nos jeunes internes utilisent le court DES de médecine générale (3 ans) pour accéder à des pseudos spécialités (médecines parallèles, esthétique...). Le pire, en 2006, a été symbolisé par la nomination en qualité de chef de clinique en hématologie hospitalière d'un de nos jeunes internes ayant validé son DES de médecine générale. S'agissait-il du premier ? Peut-être. Du dernier : non. Alors, à quoi bon s'investir avec autant d'intensité, de sacrifices professionnels et personnels, pour former des médecins à la médecine générale alors que nos effectifs, largement amputés par des montages administratifs inéquitables lors de l'ouverture des postes d'interne, servent à alimenter les autres disciplines directement ou via les Universités médicales belges. En effet, au terme de leur internat, certains jeunes médecins partent en Belgique suivre une formation spécialisée avant de réintégrer le territoire. Les hématologues sont mieux placés que les généralistes pour former leur personnel. Les besoins en médecins généralistes ruraux et semi-ruraux étaient déjà importants à cette période. Aujourd'hui, je ne comprends pas bien l'étonnement de notre société face à la pénurie et encore moins cette tendance à capturer des médecins étrangers dans leur pays pour les envoyer vers nos campagnes. Moins de 9 % des médecins généralistes diplômés par nos facultés françaises s'installent en ville dans l'année qui suit leur doctorat, ils sont moins de 17% à 5 ans. Où vont donc exercer les autres ? Les services hospitaliers, les urgences, les assurances, la sécurité sociale... tous ces systèmes qui ont besoin d'un médecin et qui choisissent de le salarier. Par ailleurs, le pourcentage de médecins sans exercice ne cesse de croître (5,4% en 2023). La perte d'attractivité de l'exercice libéral depuis 2010 est régulièrement publiée dans les atlas démographiques annuels du Conseil national de l'ordre des médecins.

Quel que soit le type d'exercice, le salariat semble attirer les jeunes générations de médecins. Les échanges avec nos internes et jeunes confrères nous disent : « ***Tout sauf ça !*** » Derrière le « ça », ils citent prioritairement les horaires de travail excessifs, les pressions administratives et financières. Je ne suis pas certain que cela soit lié à la féminisation de nos jeunes médecins et encore moins à un défaut de « vocation » de leur part, mais bien aux contraintes sans cesse en augmentation dans notre exercice ; à l'image dégradée de la médecine générale au niveau de l'hôpital et de la population malgré une confiance individuelle déclarée des patients envers leur médecin, aux blocages successifs des tarifs opposables de la consultation. Ces éléments constituent une bonne part des justes raisons de cette désaffection. La grande majorité des généralistes exerce en secteur conventionnel à honoraires opposables, quelle que soit l'ancienneté. La seule possibilité laissée au généraliste libéral pour améliorer ses revenus consiste à multiplier ses actes.

Les nombreux jeunes internes que j'ai côtoyés, formés, pendant plus de vingt-cinq années, sont des gens de qualité, motivés et courageux. Ils ne reculent pas devant la noble tâche qu'ils ont choisi d'accomplir au service d'autrui, jour et nuit. Mais, justement, ils veulent préserver un temps médical digne lorsqu'ils sont en présence d'un malade ou d'un patient. Observateurs, ils constatent simplement, lors de leur stage auprès du praticien, que ce temps médical est très court, amputé par le temps administratif et médico-administratif, comptable et gestionnaire.

Tous les confrères décrivent ce paradoxe : nos patients vieillissent, sont de plus en plus touchés par plusieurs maladies et nécessitent de plus en plus d'attention médicale mais surtout de papiers administratifs. La durée des consultations s'allonge donc doublement. Dans le même temps, le tarif de la consultation stagne, sa valeur baisse.

En 2002, alors que ma santé me faisait défaut, il était illusoire de trouver un remplaçant pour un médecin généraliste exerçant en secteur I en milieu rural ou semi-rural ; aujourd'hui, la situation a empiré, il existe peu de remplaçants sur le territoire. Ils réservent leur disponibilité pour remplacer un confrère en secteur II (honoraires libres) en milieu urbain ou au bord de la mer voire en montagne. Les milieux ruraux sont abandonnés. Comment leur opposer une quelconque critique, sachant par ailleurs que ces remplaçants sont volontiers des femmes, mères de famille ? Le problème est complexe. Il se résoudra en l'abordant par toutes ses dimensions à la fois philosophique, socioculturelle, économique, juridique et politique. Les gouvernements successifs, depuis plus de vingt-cinq ans, sont autistes à cette situation. La couleur politique de nos élus joue peu dans ce comportement.

Un ministre de la Santé, de l'Enseignement supérieur, du Budget, un premier ministre, un président de la République, planent au-dessus de ces questions. Ils font donc appel à des conseillers techniques. N'est-ce pas là que le système se grippe ? En effet, de tous les temps, les conseillers placés auprès du ministre de la Santé, des affaires sociales, sont des praticiens hospitaliers, professeurs d'Université, volontiers anciens doyens de faculté. Comment peut-on imaginer que des personnes, qui m'ont si mal formé à ce métier, puissent élaborer des conseils pertinents quant à l'organisation des soins ambulatoires dans notre société, quant à la démographie médicale ? Ils souffrent d'une profonde carence de savoir pour tout ce qui concerne l'exercice de la médecine en dehors des murs de l'hôpital, plus exactement du CHU. Ils ont pénétré le « grand » hôpital dès leur plus jeune âge pour y suivre de brillantes études, se former à une spécialité médicale ou chirurgicale, puis ils y ont mené leur carrière de soins, d'enseignement et de recherche. Le recrutement en malades de ces « grands » hôpitaux se fait selon le caractère « intéressant » de la maladie, selon les besoins en enseignement et en recherche. Comment leur enseignement peut-il alors s'ajuster aux problématiques de santé des personnes hors des murs de ces hôpitaux ? Comment ces « grands » médecins peuvent-ils percevoir les besoins de la population générale et la population médicale hors de la citadelle dans laquelle ils ont grandi, forgé leur schéma organisationnel, leur mode de pensée, leurs valeurs professionnelles, personnelles et de vie ? Les conseils qu'ils formulent à leurs différents ministres ne peuvent être que très parcellaires, une toute petite parcelle, sous influences.

Le Carré de White, publié en 1961 et confirmé en 1997[1], les publications régulières du CREDES[2], aujourd'hui appelé IRDES, expriment statistiquement ce défaut de compréhension des besoins de santé de la population générale et des besoins en professionnels de santé pour elle. Je ne pense pas qu'il n'y ait là qu'un coup de baguette magique à donner pour que tous les problèmes se résolvent. Il restera, en effet, une prise de conscience et de volonté politique à provoquer, prise de conscience que de multiples rapports techniques n'ont pas pu créer et qui continuent à embarrasser les placards de nos ministères. Après une telle déception, il faut renouer avec l'espoir.

Donnons le coup de grâce à la visée productiviste de la santé. Elle a largement fait la preuve de son caractère dispendieux, creusant inlassablement les déficits publics. Le transfert de l'offre de soins de la médecine de ville, dépouillée de ses lieutenants, vers les services de tri, d'accueil et d'urgences des hôpitaux, abusivement appelés « urgences » est actuellement aussi patent qu'inadapté, inefficace et économiquement insoutenable. Peut-on ainsi balayer de la médecine praticienne ce qui s'appelle le suivi d'un malade, chronique ou non ? Peut-on nier l'impact thérapeutique d'une relation de confiance qui se tisse, maille par maille, entre une personne et son médecin au sein d'un colloque singulier ? Peut-on jeter au compostage ce médecin si bien décrit par Sacha Guitry ?

« Le mien, mon médecin à moi... est l'entrepreneur général de ma santé. Je la lui ai confiée une fois pour toutes. Il lui plaît à présent de m'amener des confrères à lui, de grands et illustres confrères, soit – ce sont les menuisiers, les serruriers, les maçons, les spécialistes enfin – mais si ça ne marche pas, s'il y a un ennui, tant pis, c'est lui l'entrepreneur général !! »

Sacha Guitry, *La maladie*, Ed. Club de l'honnête homme, 1934, p. 44-45.

C'était avant-guerre... Le monde décrit par Sacha Guitry n'existe plus. Le système de soins en France a connu un bond quantitatif et qualitatif considérable. Cependant, nous verrons en fin d'ouvrage que le système de santé français a considérablement régressé par rapport aux autres pays européens depuis le début du siècle. Désormais, tous les Français, presque, peuvent bénéficier de soins performants, adaptés et remboursés. Pourtant, au fil des années, celui qui fut au cœur de la vie de tant de familles tire peu à peu sa révérence. Qu'il s'agisse d'une évolution sociologique inévitable peut s'entendre. Mais il n'est pas acceptable que ce modèle d'organisation des soins en France soit ainsi laissé en friche sans construction préalable d'un autre modèle, réfléchi, négocié avec toutes les parties, vraiment toutes les parties, c'est-à-dire patients et soignants de ville. Depuis 2012, année pendant laquelle j'écrivais ces lignes, la situation globale s'est considérablement aggravée ; les déserts médicaux s'étendent, les dépenses galopent.

Renouer avec l'espoir ! L'espoir que le citoyen s'implique plus efficacement dans la régulation de la consommation de soins ainsi que dans la gestion de l'offre. Je crois, par ailleurs, en la force et l'enthousiasme de nos jeunes médecins qui sont capables de construire un autre modèle d'organisation des soins centré sur le patient et non simplement sur la maladie. Les administrations et le pouvoir politique ne peuvent que s'élever à une implication plus consciente et humaine de leurs missions.

Le concept de coordination des professionnels de santé à travers les MSP (Maison de santé pluridisciplinaire), les CPTS (Communauté professionnelle territoriale de santé), les PSLA (Pôle de santé libéral ambulatoire) est prometteur. Mais là encore, l'écoute des professionnels investis dans ces structures et mes propres expériences conduisent à soutenir que **nos administrations restent tributaires de leur logique sanctionnante et peu aidante.** Nous y reviendrons.

L'éthique de la démarche médicale s'enseigne pour le bien du patient. Y a-t-il un avenir pour cet enseignement ?

Le laboratoire d'éthique médicale de l'Université René Descartes implique dès que possible ses doctorants dans l'enseignement de la discipline et la recherche. J'ai ainsi eu le plaisir de participer à l'élaboration du Diplôme Inter Universitaire d'éthique médicale organisé par douze universités françaises. Au-delà du programme général, le Professeur Christian Hervé, patron de ce DIU, m'a confié la responsabilité d'un module de quarante heures d'enseignement sur l'éthique de la relation entre médecin et malade. Je n'avais pas encore soutenu ma thèse d'éthique. Un intense investissement dans cette mission m'a permis de rencontrer des étudiants et des enseignants de grande richesse professionnelle et intellectuelle, dans le champ médical et au sein de la société civile. En effet, la discussion éthique se conçoit dans la pluridisciplinarité et la transversalité. Ainsi, ce laboratoire était-il une véritable fourmilière de soignants, philosophes, anthropologues, sociologues, juristes, religieux, etc. français et étrangers. Parallèlement à ce DIU, je participais assidûment aux réunions bibliographiques du service, dispensais des cours aux étudiants de maîtrise SBM (Sciences Biologiques et Médicales) et du DEA d'éthique médicale et santé publique (devenu MASTER II), dirigeais des travaux de recherche en éthique médicale, écrivais des articles. Une activité totalement bénévole mais qui me nourrissait humainement, intellectuellement et dont je pouvais faire profiter mes patients à travers mes attitudes et décisions médicales fondées sur une démarche éthique.

Le revers de la médaille fut la prise de conscience, violente, du caractère non éthique des schémas et méthodes organisationnelles au sein de l'Université médicale française en général et des facultés et hôpitaux en particulier. Les internes de médecine générale employés à plein-temps par l'hôpital et rémunérés à ce titre, disposent statutairement de deux demi-journées hebdomadaires pour satisfaire leurs obligations d'enseignement théorique, réaliser des recherches bibliographiques, travailler leur thèse de médecine. Dans la réalité, ces internes ne pouvaient pas quitter leur service hospitalier pour participer à leurs formations du fait de la charge de travail dans les services et des injonctions de leurs chefs. La dégradation de l'image de la médecine générale était arrivée à un tel point que l'idée d'un enseignement théorique de cette spécialité leur était tout à fait inconcevable et dénuée d'intérêt malgré la communication soutenue (programmes, courriers, invitations des responsables de service aux évaluations de l'enseignement, aux réunions de gestion du département de médecine générale). Malgré mes statuts de professeur associé de médecine générale, de directeur du département et de coordonnateur du DES de médecine générale à la faculté et disposant d'une équipe de confrères généralistes enseignants formés, motivés et actifs, rien n'a pu empêcher les dérives institutionnelles et hospitalières. Ce fut une grande blessure personnelle et professionnelle. J'ai organisé ma succession en proposant un confrère à la direction du département et un autre à la coordination du DES. Je les ai accompagnés jusqu'à leur autonomie.

Des entretiens semi-directifs de confrères enseignants ont mis en évidence une correction de ces déviances à ce jour. En fait, les services hospitaliers qui contraignaient les internes ont vu leur agrément suspendu. Aujourd'hui, tous les internes peuvent assister et participer aux enseignements théoriques de médecine générale.

Pourtant, l'enseignement d'éthique médicale a disparu de la faculté avec mon départ.

Dès les années 95, j'ai créé et mis en place, avec l'accord de mon doyen et du conseil de faculté, un enseignement optionnel d'éthique des pratiques destiné aux étudiants de troisième puis seconde année des études médicales. Je réalisais les deux tiers des trente heures d'enseignement. Bien que ce certificat soit optionnel, l'assiduité non obligatoire, la charge de travail personnel importante, plus de 90 % des étudiants inscrits participaient à l'intégralité du certificat qui s'est éteint avec l'arrêt de mes activités facultaires en 2008. Parmi les quatre-vingt-deux professeurs titulaires de cette faculté, aucun n'a repris cet enseignement, réclamé par les étudiants. Affligeant. Une lueur d'espoir en 2012 ; un ancien interne, nommé chef de clinique associé de médecine générale, a choisi de suivre l'enseignement des Master I et II d'éthique médicale au laboratoire d'éthique médicale de l'Université René Descartes. Aujourd'hui, professeur titulaire au sein de la même faculté, très investi au niveau national, il n'a pas poursuivi l'enseignement d'éthique médicale. Cette formation dans nos facultés françaises est ainsi très vulnérable, précaire, réduit à l'insistance d'un enseignant motivé, comme s'il s'agissait d'une matière de seconde zone, dont on peut se passer.

Actuellement, j'enseigne l'éthique médicale dans le cadre de la formation médicale continue à travers des séminaires conventionnels, des formations en institut infirmier, des conférences dans les quatre coins de la France, des colloques, etc. Je suis essentiellement sollicité pour les questions qui concernent la fin de la vie, la gériatrie, l'arrêt et la limitation des traitements mais aussi le début de la vie. C'est bien, mais cela ne sème pas une culture générale en éthique médicale dont les soignants ont fondamentalement besoin pour exercer leur métier dans le monde actuel. Je suis régulièrement sollicité ou invité au sein de comités d'éthique hospitaliers et de réseaux de soins, essentiellement palliatifs, d'EHPAD. Je constate à ma grande satisfaction que des comités d'éthique se créent progressivement au sein des hôpitaux ou de certains services spécialisés. Beaucoup reste à faire pour que ces comités remplissent leur rôle de réflexion éthique au cœur d'une discussion qui soit, elle-même, éthique[3], de concertation pluridisciplinaire autour d'un questionnement posé pour un malade, de bibliographie, voire d'enseignement, de recherche ou tout du moins de travail de thèse des étudiants. J'ai dirigé beaucoup de thèses de médecine générale dont la catégorie était l'éthique médicale, plusieurs mémoires de Master I et II d'éthique médicale à Paris V et de santé à l'École Centrale de Paris.

Les internes de médecine générale sont nombreux à être interpellés par ce qu'ils vivent dans leur pratique. Beaucoup réfléchissent à leur pratique, même si le terrible moule intellectuel, qu'ils ont subi pendant le premier et second cycle, ne leur permet pas toujours de se laisser étonner, d'animer leur sens critique et réflexif. Cet investissement personnel ainsi que celui de rares confrères à Brest, Lyon, Montpellier notamment, s'inscrit dans l'impérieuse nécessité d'humaniser la médecine, c'est-à-dire, traiter le malade comme une personne humaine pensante et responsable, digne et selon une visée d'une vie bonne avec et pour autrui dans des institutions justes[4].

Références bibliographiques

[1] - White KL. *The ecology of medical care : origins and implications for population-based healthcare research.* Health Serv Res 1997 ; 32 : 11-21.

[2] - Aguzzoli F. Le Fur Ph. Sermet C. *Clientèle et motifs de recours en médecine libérale.* CREDES N° 1008 ; 1994/03.

[3] - Habermas J. *De l'éthique de la discussion.* Flammarion. 1999.

[4] - Ricoeur P. *Soi-même comme un autre.* Point essais. N° 330. 1990.

Comment les limites du médecin s'articulent-elles avec l'éthique des pratiques ?

Comment les limites du médecin s'articulent-elles avec l'éthique des pratiques ?

Les limites du médecin en cohérence avec son humanité

De tout temps, face aux situations professionnelles, le médecin s'est trouvé confronté à ses limites : il est un être physique faillible, un être psychique vulnérable, un être social impliqué, enfin un être spirituel réflexif. À ces limites humaines s'ajoutent aujourd'hui les limites que créent les découvertes scientifiques, dont l'intelligence artificielle, aussi bien que l'évolution rapide de la société face à un système de santé public rétif.

Le dictionnaire nous dit qu'une limite est une restriction, un point réel fini, une borne, au-delà desquels on ne doit pas aller. Une limite est une ligne de séparation - dans les limites de nos forces, de nos possibilités, de la loi. En philosophie, le terme « limite » évoque un caractère de finitude, d'imperfection de l'être créé, les limites de la connaissance. En mécanique, l'expression « limite » renvoie à la résistance des matériaux. En éthique, les « limites » s'inscrivent tant au niveau des diverses incertitudes que des statuts du médecin et des catégories qui composent son environnement.

L'apport des sciences et des techniques est indiscutable à l'exercice de la médecine générale. Cette discipline est un art qui puise ses sources dans les sciences humaines autant que dans les sciences dites « dures » et les données bio médicales. En fait, aucun champ disciplinaire concernant l'homme n'échappe à la pratique de cette médecine si particulière qu'est la médecine générale. Cette constatation par les généralistes, dans les années 1970 - 1980, est à l'origine d'un mouvement communautaire fort, français (sociétés savantes de médecine générale), européen (EURACT*) et mondial (WONCA*), qui a abouti à une définition de la discipline. Celle-ci a été officialisée en France en 2004 par la création législative du Diplôme d'Études Spécialisée en médecine générale, que les étudiants obtiennent au terme d'un internat semblable à celui des autres spécialités.

Malgré une hyperspécialisation au sein de chaque discipline d'organe, les confrères sont quotidiennement confrontés à des incertitudes. Les bases théoriques (voir troisième chapitre p.118) décrivent le bain d'incertitudes dans lequel nage la médecine générale.

Le concept d'incertitude[1] intervient à différents niveaux : scientifique, biomédical, existentiel. Un niveau clinique articule les trois premiers.

L'incertitude scientifique n'est pas seulement liée à l'ignorance propre à chaque individu, mais elle est essentielle, elle concerne des savoirs inaccessibles. La cause des maladies constitue souvent une incertitude scientifique dite « essentielle ». La description de mécanismes ou d'explications intervenant dans la constitution d'une maladie n'explique pas forcément sa cause.

L'incertitude biomédicale est liée à la connaissance statistique. Or, ce qui intéresse les patients est le pronostic de leur trouble de santé, en d'autres termes leur guérison. Il s'agit d'un énoncé singulier. Les statistiques sont générales, répartissant des possibilités, des probabilités dans une population. Nous avons évoqué la variation de ces données selon la définition de la population concernée. Il existe une incertitude qui sépare l'énoncé statistique du singulier : il s'agit d'une incertitude dite accidentelle. Annoncer à un patient qu'il a 65 % de chances de s'en sortir signifie pour lui qu'il a une chance sur trois d'y passer. Attention à ces annonces fondées sur l'incertitude biomédicale, elles s'additionnent à celle propre au malade.

L'incertitude existentielle ou philosophique repose sur les questions posées par Emmanuel Kant : que puis-je savoir, que puis-je faire, que puis-je espérer ? Puis, un siècle plus tard, un existentialiste danois, Soren Kierkegaard, décrit trois stades possibles face à l'existence : le « stade esthétique », le « stade éthique » et le « stade religieux ». Qu'est-ce qui nous fait passer de l'un à l'autre, vivre selon deux stades ou rester toute sa vie au même ? La vie dans l'instant, centrée sur le plaisir ne dispense pas des attitudes éthiques centrées sur le devoir, empreintes de gravité et de critères moraux, ni d'accéder à la foi. Les limites entre ces stades ne sont pas si nettes. Le passage de l'un à l'autre est incertain.

Dans ces principes philosophiques s'exprime l'élan vital du malade. Nous sommes tous poussés par ce paradoxe de lutte pour la vie et d'acceptation de la mort. Notre vie, notre mort et tous les événements que nous vivons ont du sens. Selon la conscience que l'on en a, les questions que l'on se pose, les significations, les enjeux, les choix, les désirs, alimentent ces doutes philosophiques et spirituelles. Le médecin n'est pas épargné.

Constatons-le, ce concept d'incertitude modèle nos limites et nous impose l'humilité, la lucidité, la réflexion et le dynamisme. Il se complique dans l'incertitude dite clinique ou éthique liée à la confrontation de l'incertitude du soignant et celle du soigné à chaque niveau.

Par ailleurs, Emmanuel Kant définit quatre causes dans l'action de l'homme : la matière, la forme, l'efficience et la finalité. Avec tout le respect qui lui est dû, la matière peut être assimilée au patient. La forme revient au chercheur qui développe le savoir. L'efficience appartient au clinicien, soignant qui effectue le travail de remise en état du patient en fonction des dispositions et moyens mis en place par le chercheur. La finalité repose sur la réflexion éthique à partir des différents repères scientifiques, juridiques, sociologiques, philosophiques, culturels, théologiques. Le soignant doit s'approprier les connaissances définies par le chercheur et les adapter au patient qui ne peut pas être qu'une machine cybernétique faite de multiples organes ou complexes organiques. Ainsi, peut-on parler « du corps que j'ai », la machine cybernétique, et « du corps que je suis », composé de la machine cybernétique avec en plus la dimension existentielle, faite des valeurs propres à chaque personne.

Il apparaît bien que chaque cause définie par Emmanuel Kant, renvoie dans l'incertitude, tant essentielle que statistique et philosophique. Ainsi, la médecine et plus précisément le soin s'exercent dans un contexte d'incertitude plus ou moins important mais toujours dans le cadre d'une éthique de responsabilité.

Les limites de l'homme médecin naissent et se dessinent en deux champs : les statuts du médecin en tant qu'être humain, digne, charnel, pensant, social, spirituel et, par ailleurs, les catégories qui composent son milieu ambiant professionnel. Analysons celles-ci de plus près.

Les statuts et les valeurs réciproques du médecin et du patient se confrontent. Que deviennent la solidarité et l'altérité dans ce monde nouveau ? Le médecin est une personne humaine : à ce titre, il se définit à travers son universalité, sa particularité, son unicité. Il fait partie d'un groupe humain constitué de médecins mais il appartient aussi à d'autres groupes humains avec leurs particularités : familiaux, sportifs, politiques, amicaux, religieux, malades, etc. Par-delà ce statut essentiel, il peut accéder à bien d'autres : père ou mère de famille, conjoint, représentant religieux, élu, engagé politique, sportif, chercheur, enseignant… La cohabitation de ces statuts crée naturellement des limites qui s'intègrent à l'histoire de l'individu afin de structurer ses bornes identitaires, subjectives, ses contours dans le process de reconnaissance[2]. La recherche, consciente ou non, de la juste place de chacun de ses statuts constitue bien un conflit de limites en même temps qu'un conflit de valeurs.

La médiété, si bien décrite par Aristote, est ce juste milieu aussi flou et insaisissable que les lignes définissant les extrêmes. Quelle est la limite entre le bien et le mal ? Le courage et la tempérance ? L'intempérance et le plaisir ? Le juste et l'injuste ? Etc.

Lorsqu'un médecin donne soixante heures ou plus de sa vie hebdomadaire à ses patients, sans compter les gardes, il dépasse peut-être les bornes du raisonnable en termes de sauvegarde de sa santé, physique et psychique, et de disponibilité pour sa famille, mais en même temps, il ne donne pas suffisamment pour ses malades qui sont contrariés par ses absences, ses indisponibilités : « vous étiez encore en vacances, docteur ». Il doit réduire considérablement son temps associatif, sportif, culturel, le situant bien en deçà des limites minimales pour préserver une forme physique ou un niveau culturel suffisamment riche et adapté. Cependant, pousser ainsi cette limite sert certaines valeurs qui lui sont chères. Ainsi, les fonctions du médecin, ses investissements auprès des malades, son empathie, sa sollicitude à leur égard, sont également définies par la coexistence de ses autres statuts, leur place dans son espace-temps, mais aussi par ses valeurs, ses représentations mentales, ses vécus.

Les lignes de séparation entre ces statuts épousent des formes bien variables d'un médecin à un autre et au fil des aléas de la vie. Une faible disponibilité en qualité de parent, des absences répétées de la maison du fait d'une forte activité médicale, jugée excessive par le conjoint et/ou les enfants, peuvent engendrer une situation de crise qui fera peut-être bouger les lignes. Un médecin qui s'investit dans sa paroisse, par exemple, acceptera diversement les missions confiées par son évêque, selon l'accueil de ce choix par le conjoint et les enfants. Jacques, médecin, a accepté de s'occuper de la catéchèse le mercredi, mais il n'a pas « poussé la ligne » jusqu'à accepter les missions du diaconat qui lui furent proposées. Celles-ci engendreraient des turbulences dans sa vie professionnelle et familiale incompatibles.

Ainsi se profilent les limites du médecin à travers l'écheveau de ses statuts et valeurs, confrontés à ceux et celles de son patient, qui compte pour lui, mais également confrontés à la solidarité et l'altérité.

Michaël Balint[3] exprime cette intrication dans son œuvre. Il parle de mission ou fonction apostolique : « *Chaque médecin a une idée vague mais inébranlable du comportement que doit adopter le patient...* » ou encore : « *Tout se passe comme si tout médecin possédait la connaissance révélée de ce que les patients sont en droit ou non d'espérer : de ce qu'ils doivent pouvoir supporter et, en outre, comme s'il avait le devoir sacré de convertir à sa foi tous les ignorants et tous les incroyants parmi ses patients* ». Il poursuit sa réflexion en mettant en évidence que l'angoisse que provoque la maladie du patient vient contaminer et angoisser à son tour le médecin. Ce processus réactive une faille inconsciente chez le soignant : « *Le malade me fait mal là où je suis déjà blessé...* ». Les limites du médecin se posent jusque dans son intimité, parfois son inconscient, cette partie immergée de l'iceberg de sa conscience globale.

Selon ce qu'il identifie comme tolérable ou pas, le médecin s'investira dans telle ou telle spécialité. Jusqu'où tolère-t-il la détérioration d'un corps, la détresse psychique d'une personne, la dégradation sociale d'un patient ?

La place du médecin dans son exercice se définit-elle ?

Au sein de l'exercice de son art médical, bien des éléments viennent poser des limites au médecin. En fait, elles ne sont pas aussi nettes qu'il y paraît. Elles peuvent se superposer, évoluer plus ou moins vite, rendant instable la place du médecin à la fois au sein de la relation malade médecin et au sein de la société. De nombreux repères influencent le médecin et le malade séparément, le couple malade médecin en relation.

C'est la réflexion éthique prenant en compte à la fois soi-même, autrui et les institutions qui permet au médecin de décider, de soigner, dans le respect de son patient.

Le schéma proposé par le professeur Dietrich Von Engelhardt, de l'Université de Lübeck, aide à se représenter la complexité des limites et leurs interactions que doit identifier et prendre en compte le médecin dans son colloque singulier avec son patient. À chacune de ces interactions répond une dimension éthique, c'est-à-dire un conflit de valeurs régissant la décision au sein de cette rencontre, vraiment singulière. La visée éthique de cette décision est composée de l'intérêt et du respect du patient dans des institutions justes. Examinons ces repères et interactions qui posent tant de limites au médecin.

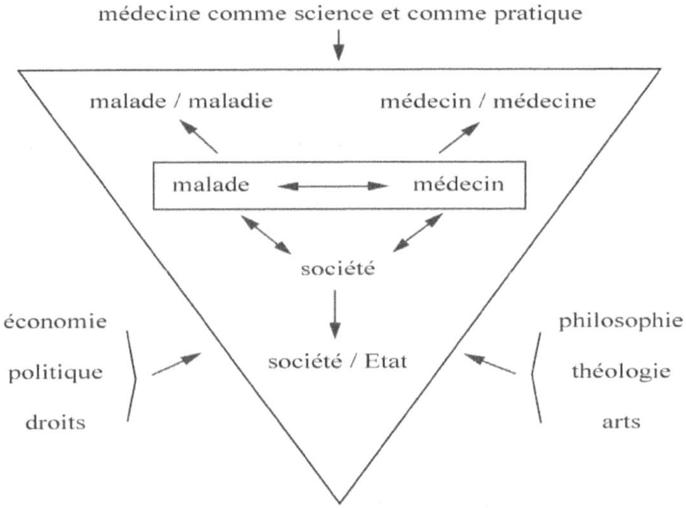

Interactions et influences dans la relation médecin malade selon le schéma de D. Von Engelhardt

Le malade est crédité de différents statuts interagissant entre eux, intégrés dans son histoire. Si son statut est bien flou, celui de malade en ALD (Affections Longue Durée), de personne souffrant d'une maladie chronique, handicapée, cancéreuse ou sidéenne est plus prégnant dans sa vie, mais également au sein de la relation médecin malade. Le regard que le médecin porte sur son patient sidéen est le reflet de ses propres limites de représentations mentales, de vécu, de tolérance, de tempérance… tout autant que de l'attention qu'il lui accorde. Ses vécus et ses représentations mentales, en ses qualités d'homme, de malade et de professionnel influencent directement ses limites.

Jonathan se présente quelques jours avant le début de son stage d'interne au cabinet. L'entretien est ouvert, fluide, constructif. En fin d'entretien, Jonathan nous annonce qu'il doit nous informer, mon associé et moi, de son investissement dans sa religion et qu'à ce titre, il ne pourra pas accéder aux demandes des femmes de prescriptions de contraception orale, pose d'implant progestatif et de stérilet.

La force de la foi chez Jonathan l'a fait suivre le petit, le grand séminaire puis être ordonné prêtre. Il exerce actuellement ses deux ministères. En qualité de médecin, il dispense des soins aux personnes pauvres au sein d'un dispensaire caritatif ainsi qu'au sein d'une unité de soins palliatifs hospitalière.

Cet exemple montre combien les limites liées aux valeurs du médecin peuvent profondément modifier son type d'engagement dans le don pour autrui. Des coutumes religieuses ou autres croyances peuvent être antinomiques avec les pratiques médicales. Là se pose une limite essentielle d'une médecine accessible à toute personne au-delà de ses croyances, son statut social, sa couleur de peau, ses idées politiques. Ma carrière d'enseignant m'a offert d'autres situations semblables, mettant en cause l'exercice de la médecine générale à la faveur d'un exercice ciblé permettant le respect des limites du praticien et les demandes des patients. Le projet professionnel se confond avec le projet de vie, ce qui n'est pas réservé aux soignants.

Le malade voit les limites de ses statuts personnels et sociaux varier selon son chemin dans les méandres de la maladie, que celle-ci touche sa propre personne, ceux qu'il aime ou affectionne. Emmanuel Carrère[4] exprime avec force la place du statut du malade, tant au niveau professionnel que familial, parental, amical, et ses variations au fil de l'évolution de la maladie. « *Tu as vécu ta première nuit avec ta maladie. Tu commences ta relation avec elle. Tu lui as donné une place, pas toute la place* ». Le statut de malade grave ne se gagne pas, il s'impose. Son acquisition constitue le passage d'une limite dont la signification interroge ; le tempo de la vie se modifie, notamment en ce qui concerne le futur mais aussi le présent. Cette frontière détermine une vie d'avant et une vie d'après. Cependant, mes malades m'ont bien montré que cette maladie, grave et envahissante, gagne du terrain, occupe une place de plus en plus prégnante dans la vie quotidienne, jusqu'à prendre toute la place dans la lutte finale. Le malade ne donne pas toute la place à sa maladie, celle-ci la prend parfois, altérant sur son chemin tous les autres statuts du malade, jusqu'à celui de mère, comme l'exprime si bien Emmanuel Carrère et comme je l'ai vécu avec mes patientes. Les statuts sociaux s'étiolent. Le père, dépendant, infantilisé, perd tout ou partie de son autorité, de sa voix dans les décisions, même le concernant parfois. D'autres malades, épargnés des troubles cognitifs, gardent la maîtrise des décisions les impactant et des choix pour leur lieu de vie.

Le médecin, la maladie, la médecine renvoient au concept d'incertitude. Les limites du praticien sont au mieux celles de la médecine à ce jour. Elles sont aussi et surtout celles de sa formation initiale et continue, sa réflexivité et l'évaluation de sa pratique. Mais elles sont aussi définies par son propre vécu de la maladie en général et de ses propres affections en particulier, ainsi que par ses représentations mentales des pathologies, de la souffrance, de la vie, de la mort, de l'au-delà et du sens qu'il y donne.

Le flou sémantique entre les termes patient et malade dans le langage courant du médecin exprime bien la difficulté à définir la limite entre l'état de bonne santé et celui de maladie. L'OMS définit cet état de bonne santé comme un état de bien-être physique, moral et social. Cette définition ne convient pas à tout le monde. Qu'en est-il du bien être spirituel et de son expression éventuelle dans une pratique religieuse ? L'espoir, le sens, le pardon sont-ils si abstraits qu'ils ne peuvent engendrer de souffrance à qui s'y trouve confronté à travers le manque ou l'insatisfaction ? Sommes-nous en bonne santé lorsque nous souffrons d'un pardon que nous ne parvenons pas à demander ou à donner ? Sommes-nous en bonne santé lorsque la relecture de notre vie passée est dépourvue de reconnaissance voire de sens ? Lorsque la survenue de cette maladie ne s'explique pas et que la culpabilité s'installe insidieusement, destructrice ?

Les limites entre l'homme en bonne santé, le patient et le malade sont intimement définies par chacun au-delà les variabilités de ses vécus et de ses représentations, du sens qu'il donne à ces statuts, à sa vie. Le médecin n'y échappe pas. Bien que le champ d'analyse soit essentiellement philosophique, Luc Ferry pose bien la question dans son essai *Qu'est-ce qu'une vie réussie ?* [5]. Quel que soit le motif de la consultation, un patient présentant de grosses jambes ou une surcharge pondérale, par exemple, se verra probablement interpellé sur ces symptômes. Qui en fait une maladie ? Le patient n'en souffre pas obligatoirement, il n'en fait pas un trouble de santé. Il est évident que le médecin est animé par une logique de prévention et de repérage voire de dépistage des maladies. Est-on certain qu'il n'est pas possible d'être en bonne santé avec une surcharge pondérale ? De grosses jambes ? Ne rapproche-t-on pas trop la maladie du facteur de risque ? De quel niveau de preuve dispose le médecin et de quelles recommandations scientifiques pour affirmer que tel symptôme est le reflet d'une maladie ? Ce niveau de preuve est établi pour certains troubles ou anomalies cliniques ou biologiques. Cela n'est pas vrai pour tous les signes cliniques ou biologiques. La structure mentale et éducative du médecin influe grandement sur sa décision face à ces signes et symptômes. Un praticien qui souffre du décès d'un patient de telle ou telle maladie, voire d'un parent, modifiera probablement ses décisions lorsqu'il rencontrera ses futurs malades. Il a le droit de souffrir de la mort d'un patient, d'un malade. Il en est de même lorsqu'il est affecté lui-même par une maladie.

Journalistes et patients m'ont interrogé quant à l'influence sur ma pratique et mes décisions, après le cancer qui m'avait atteint en 2002. En plus, mes patients cherchaient à m'épargner, me protéger. J'étais bien en peine pour leur répondre, n'ayant pas clairement identifié les ingérences de cette maladie dans ma pratique. Avec vingt ans de recul, je ne suis pas certain d'une influence dans mes décisions. En revanche, les journées sont devenues trop longues… et les patients me le disent.

L'intelligence artificielle (IA) va-t-elle annihiler cette humanité dans le colloque singulier ? Tant que ce face-à-face persistera, humanité et limites cohabiteront. En revanche, l'IA prendra une place prépondérante dans la relation médecin malade, quelle que soit la spécialité, bousculant ces limites jusqu'à, peut-être, les faire disparaître. Est-ce souhaitable ? La personne malade est déjà si souvent – mais pas toujours - regardée comme une machine cybernétique complexe à réparer, confrontée à une machine telle l'IA, elle sera inéluctablement réduite à un objet, au mieux à un sujet à dépanner, rectifier, rapiécer voire restaurer.

La « Société-État » comme l'a défini Dietrich Von Engelhardt pose des choix. Parmi eux, l'organisation de l'accès aux soins, le mode d'exercice et de rémunération des médecins, la couverture assurancielle des patients, la promotion de l'automédication, les déremboursements de médicaments et produits de santé, les contraintes économiques sur les patients et les médecins, etc. posent et imposent des limites au médecin et au patient/malade, jusque dans leur relation singulière.

L'annonce par Madame R. Bachelot, alors ministre de la santé et des sports, du remplacement de la « Formation Médicale Continue » obligatoire par un « Développement Professionnel Continu » associé à la rémunération à la performance, conduit le médecin vers une obligation de résultat dans sa pratique. Terrible aboutissement d'une longue évolution législative, cette obligation de résultat dans la pratique du médecin engendre, par voie de conséquence, des restrictions dans sa liberté de soins à travers des limites imposées par la société et opposables. La qualité des soins est une juste préoccupation de la société - État, mais les outils d'évaluation sont-ils justes, pertinents, adaptés ? Les objectifs économiques ne prévalent-ils pas au cœur de cette nouvelle obligation de résultat ? L'obligation de moyens est légitime pour le médecin, mais celle de résultat constitue le franchissement d'une limite essentielle dans la relation malade médecin : la confiance et par voie de conséquence le secret. Une telle obligation doit être évaluée par des systèmes et personnes extérieures au colloque singulier malade médecin. L'évaluation globale ne suffit pas. L'évaluation individuelle (du médecin et du patient) s'impose, violant directement le secret médical, altérant la confiance et par voie de conséquence la qualité des soins, l'accès aux soins. **Comment un patient peut-il se confier à son médecin sachant que celui-ci doit satisfaire à des obligations de performance qui ne peuvent qu'influencer ses décisions ?** Cette influence peut légitimement être ressentie comme une atteinte au meilleur soin, au respect du secret car derrière la performance se profile le « rendre compte », c'est-à-dire fournir des résultats aux organismes de contrôle. Certes, ces organismes fonctionnent grâce à des personnes soumises au secret professionnel, mais la prolifération de professionnels dans ce contexte n'expose-t-il pas au risque accru de sa rupture. Que sera-t-il fait de ces résultats plus ou moins anonymisés, globalisés, médecin par médecin ? Le terme performance n'est-il pas pollué par l'obligation du soigner moins cher et non au meilleur coût ? Cette disposition ne nous conduit-elle pas dans une éthique de Bentham où le bien collectif prévaut sur le bien individuel, au prix du risque individuel, comme cela s'est fait au sujet de la vaccination contre la variole et son éradication au prix d'une morbidité et d'une mortalité considérables ? Quel est le prix individuel et collectif de ces limites économiques ?

La convention de 2011 liant les médecins libéraux et la Sécurité sociale s'appuie sur la base technique strictement économique des remboursements effectués par ses services. Les notions d'éthique, de responsabilité et d'autonomie du patient/malade, de refus de soins partiel ou total, ou encore des prescriptions ne sont pas prises en compte. Que cela ne soit pas évident à réaliser est une réalité. Cependant, des publications procurent des outils. Parmi ceux-là, l'IRDES rapporte le transfert des demandes de soins sous formes d'hospitalisations ou de consommation de soins d'urgence consécutivement au déremboursement des médicaments[6]. La satisfaction des patients est également une échelle d'évaluation de la qualité des soins[7]. De manière plus générale, la notion de performance et de maîtrise des risques en santé a fait l'objet d'une publication par la Haute Autorité en Santé en septembre 2011[8]. Cette convention impose ainsi d'étranges limites au médecin en le punissant économiquement s'il n'atteint pas les objectifs imposés, s'il respecte son patient et ses droits, notamment la notion de refus de soins (loi du 4 mars 2002), la primauté du patient (22 avril 2005), la Convention européenne des droits de l'homme et du citoyen…

Ce complexe système se trouve au sein d'un autre, situé à l'extérieur du triangle de Von Engelhardt, qui influe isolément et collectivement sur lui. Ainsi le malade et le médecin apparaissent sous de multiples influences. Que deviennent les limites de leur indépendance et leur liberté ? Que devient la solidarité ?

Les sciences et les techniques : les seules données scientifiques, faut-il le rappeler, ne suffisent pas à exercer la médecine, même si elles sont indispensables. Elles contribuent à l'éthique de la compétence du médecin. La fin du XXe siècle a vu émerger le concept de l'Evidence Based Medicin (EBM) où les particularités et les préférences du patient ainsi que l'expérience et les compétences du médecin ont enfin pris place dans la démarche médicale au même titre que les données de la Science.

La mise en application du concept de performance du médecin dès la convention de juillet 2011 néglige cette évolution internationale, essentielle. Ces données scientifiques constituent les critères d'évaluation de la performance du médecin par la Sécurité sociale. En fait, ces données sont traduites, parfois interprétées, dans le texte des recommandations de la HAS, lesquelles influent sur la pratique médicale et la relation médecin malade. Par ailleurs, ces recommandations ne couvrent pas le champ de la pratique généraliste. Elles ne sont pas mises à jour au fur et à mesure de l'émergence de nouvelles connaissances publiées, les rendant parfois contradictoires avec ces publications scientifiques. Enfin, ces recommandations ne traitent que des données scientifiques et techniques du thème, considérant peu la dimension psychique, très peu la dimension sociale et jamais la dimension spirituelle. Les médecins généralistes rencontrent des difficultés à les appliquer malgré leur lecture ou leur étude lors de réunions en groupe de pairs. Le principal problème rapporté est la faisabilité dans la pratique au quotidien du généraliste. Ces recommandations concernent le plus souvent des maladies et non des malades. En réalité, chaque consultation prenait en charge 3,6 problèmes apportés par le patient et mis en évidence par le médecin au temps où il pouvait réserver un temps suffisant à l'entretien et à l'examen. Ceci était une moyenne. Par exemple, un monsieur âgé, souffrant d'une hypertension artérielle avec lésions au niveau de son cœur, d'un diabète, d'une insomnie dans le cadre d'une dépression ancienne et d'une hypertrophie prostatique, d'un tabagisme remontant au service militaire, d'un glaucome et d'un psoriasis, justifierait l'application d'autant de recommandations que de pathologies. Est-ce sérieux ? Pourtant, il faut bien soigner ce monsieur. L'allongement de l'espérance de vie justifie l'augmentation considérable du nombre de tels patients dans la clientèle d'un généraliste. Juger de la performance de ce médecin à travers des critères scientifiques rigides, pathologie par pathologie, déshumanisés, est une erreur majeure, un non-sens. Celle-ci induit des réactions de la part du médecin qui ne sont pas toujours bienfaisantes pour le malade.

Par ailleurs, les sciences biomédicales se sont largement ouvertes, depuis longtemps, pour accueillir les données des autres sciences physiques et techniques. L'imagerie médicale, la réanimation, l'oncologie, les greffes, etc., tous les secteurs médicaux n'existent que grâce à ces ouvertures conjointes des sciences et des techniques. L'ouverture aux sciences humaines reste confidentielle à quelques rares spécialités cliniques, comme si l'homme n'était plus au cœur de la médecine ! Scientifique, la démarche médicale doit être globale, centrée sur le patient dans son environnement. Là encore, l'intelligence artificielle est d'un apport considérable dans la pratique médicale, elle le sera de plus en plus ; attention à ne pas faire disparaître le malade derrière des algorithmes, ne prendre en compte que son corps-objet, le transformer en appendice de machines.

L'économie et plus particulièrement la macroéconomie, quotidiennement rappelée au médecin, créent des limites dont la violence n'a parfois d'équivalent que la restriction de son espace de liberté d'exercice. La pédagogie et la communication n'ont jamais été les fleurons de l'homme d'État et des institutions. Mal informé, le médecin déplace ses limites de façon réactionnelle et variable selon son degré d'inquiétude, sa compréhension, son intuition, ses choix et ses investissements.

L'énormité des sommes annoncées dans le domaine de la macroéconomie pulvérise les limites du sens que le patient et le médecin peuvent y donner, allant de l'indifférence au catastrophisme. Rare est la juste lecture de ces données hors du champ du concevable, pour le plus grand nombre des patients et des médecins.

La microéconomie, régie par les valeurs du médecin, repousse parfois fortement ses autres champs statutaires. Le goût pour un chiffre d'affaires charnu peut engendrer une limitation des investissements dans ses autres statuts, même dans sa formation médicale continue.

Le caractère administré de la rémunération du médecin impose une limite sur laquelle il ne peut agir que par de trop nombreuses décisions restreintes et contraintes : augmenter le nombre des actes, réduire le temps de consultation, élargir ses plages horaires de travail au détriment de sa vie privée, différer ou déléguer des soins, altérer son temps de formation continue, amputer les temps de réflexion et d'analyse de sa pratique avec ses pairs, améliorer sa performance économique conventionnelle en altérant le libre arbitre de son patient, etc. Du début de son activité libérale, coïncidant volontiers avec la période onéreuse de l'installation et de l'éducation des enfants, à la période de fin d'exercice, ces limites liées aux besoins varient. Inévitablement, ces variations induisent des choix professionnels et privés de la part du médecin, que le patient subit.

Le droit s'impose-t-il au médecin ? Incontestablement, là comme ailleurs, il pose des limites plus ou moins claires. Théoriquement, le droit ne doute pas, il n'exclut pas, mais il suscite le doute et la réflexion. En pratique, nombre de textes législatifs ressemblent à des millefeuilles au sein desquels les avocats subtils savent trouver les failles.

La différenciation entre le droit et la morale est délicate : les deux se placent sur le même terrain, l'organisation du fonctionnement de la société. On peut toutefois identifier deux points d'opposition. La règle morale s'adresse à la conscience individuelle ; la prescription juridique vise autant l'ensemble du groupe social que l'individu. Le droit se désintéresse des valeurs de référence pour l'individu et les renvoie à la « sphère privée ».

L'individu est libre de choisir et d'appliquer les valeurs morales qui lui conviennent sans notion d'obligation autre que volontaire. André Comte-Sponville nous dit que « *la morale n'est d'abord que politesse, soumission à l'usage, à la règle instituée, au jeu normé des apparences* »[12]. C'est un savoir-vivre de soi à soi, code de nos devoirs ; un respect, non des valeurs, mais des usages. La règle juridique régit, elle, les rapports sociaux de manière bilatérale, par des textes dont le contenu, après avoir fait l'objet du débat démocratique, devient obligatoire pour tous ; introduisant en cas de transgression des voies de recours à ceux qui s'estiment lésés. Mais, qu'est-ce que cette justice aux bases feuilletées et à l'application aléatoire ?

Le secret professionnel est absolu, mais il comporte deux dérogations inscrites dans le code pénal, élargissant ainsi les limites du terme « absolu ». Et puis, dans la pratique médicale, le partage de ce secret dans multiples situations administratives et médicales, étire encore ces limites au risque de les faire éclater, plaçant alors le médecin en situation de vulnérabilité juridique. En effet, les conditions de ce partage ne sont pas simples, ne vont pas forcément de soi, ne sont pas si claires. Pourtant, la loi du 4 mars 2002 a poussé les limites du secret en posant le principe du « partage des données médicales entre les personnes habilitées à en connaître, dans l'intérêt du malade ». Mais le médecin reste responsable du choix des données qu'il partage, de la détermination de « l'intérêt du malade » comme des limites de « l'habilitation à en connaître » qu'il confère à d'autres professionnels de santé. Les situations de vie de nos patients rendent cette ouverture juridique à haut risque de rupture du secret médical pour le médecin. Selon sa propre personnalité, son mode d'exercice, en fait son analyse, le médecin défendra les restrictions décrites par la loi ou au contraire les franchira.

La loi dite Léonetti d'avril 2005 « *Droits des malades et de la fin de vie* » puis celle de Claeys-Léonetti en février 2016 modifient également les limites imposées au médecin ainsi que celles qu'il se pose lui-même. Selon la lecture qu'en fait le médecin au filtre de ses valeurs de vie, ses décisions lui paraîtront libres ou restreintes. Soulager un malade arrivé au terme de sa vie, au risque que les produits nécessaires réduisent sa durée de vie - ce que l'on nomme le principe du double effet - peut conduire à quelques déviances selon les propres valeurs du médecin. Si la frontière entre ce soulagement au risque de réduire la durée de vie et l'euthanasie peut paraître floue, le médecin devra clarifier ses propres limites afin de mener son action en conscience. Il en est de même concernant le concept de sédation profonde et continue jusqu'à la mort. Là s'inscrit clairement la notion d'intentionnalité du médecin : soulager un malade en fin de vie, dont les douleurs sont rebelles au traitement instauré ou donner la mort intentionnellement.

La loi interdit à un médecin d'informer une personne de la séropositivité de son conjoint. Lorsque ce dernier refuse d'informer son partenaire sexuel, de le protéger par l'usage de préservatif, au risque important de contamination, mais incertain, le médecin se trouvera directement confronté à ses propres limites morales. Certes, mettra-t-il tout en œuvre pour convaincre son patient d'informer son conjoint. En cas d'échec, il fera ou non appel à sa clause de conscience pour transgresser ou non la loi du secret professionnel. Lorsque le conjoint est également un des patients du médecin, cette limite vibre encore plus, exposée au risque de rupture dans la relation singulière médecin malade. De médecin de la famille, il est devenu le médecin du patient sous la menace du droit. Voilà une limite qui s'est resserrée sur le médecin. Cependant, il est encore largement possible d'exercer son art avec humanisme, comme en témoignent les statistiques annuelles du principal assureur en responsabilité civile professionnelle des médecins généralistes. Ce sont 319 déclarations en 2023 pour les médecins généralistes assurés, chiffre stable depuis 2012. 76 % n'entraînent aucune indemnisation. Parmi les 24 % restants, un tiers est traité en justice, les autres se soldent à l'amiable. Ces déclarations sont à rapporter aux plus de 200 millions d'actes réalisés par ces praticiens durant l'année. La judiciarisation est une limite indiscutable, mais l'exercice de la médecine peut rester humain.

La philosophie : finalement, pour qui tente de réfléchir sur les questions de normes comportementales à tenir, la question est de passer, pour soi-même, de la morale à l'éthique, du soin du corps au soin de l'homme. Là se dessinent bien des limites pour le médecin. Les philosophes ont un regard sur cette question. Interrogeons successivement Emmanuel Kant, Jérémy Bentham, Max Weber, Hans Jonas.

La réflexion, chez Emmanuel Kant[9], est centrée sur la question du devoir, de la bonne volonté et de l'autonomie. Il pose une sorte de limite fondée sur le mobile de l'action :

- on peut agir par intérêt : « *Si vous désirez atteindre telle fin, alors employez tel moyen* » - « *Du fait que vous êtes homme, vous désirez le bonheur. Prenez donc tel moyen* » ;
- on peut agir par devoir : « *Agis comme si la maxime de ton action devait être érigée par ta volonté en loi universelle* » — « *Agis de telle sorte que tu traites l'humanité aussi bien dans ta personne que dans la personne de tout autre, toujours en même temps comme une fin et jamais simplement comme un moyen* ». Ce repère philosophique pose quelques problèmes liés à son aspect très formel, sa référence à une raison universelle. La bonne volonté suffit-elle ? Ce repère est cependant essentiel.

La seconde grande référence éthique est l'utilitarisme décrit en 1789 par Jeremy Bentham. Il ne faut pas ici comprendre « utilité » dans un sens courant sous peine de contresens. Bentham pose le principe du plus grand bonheur pour le plus grand nombre et définit celui-ci en unités de plaisir et de déplaisir. La somme des deux doit procurer le plus de plaisir au plus grand nombre d'individus.

Cet abord pose différents problèmes dont les principaux semblent : le problème de la réduction du bien au bonheur et du bonheur au plaisir ; le problème du sacrifice des minorités au bonheur collectif ; l'espace et le temps de prise en compte ; la mesure de l'incertitude ; l'échelle de mesure (comment quantifier ?) ; la différence entre ce qu'on escomptait et ce qui est arrivé ; le sacrifice de certains.

C'est à travers cette éthique utilitariste de Bentham que la vaccination contre la variole a été rendue obligatoire et la maladie éradiquée en 1979. À quel prix humain ? Mesure-t-on l'envergure du bénéfice pour la collectivité et pour une durée qui s'annonce illimitée ?

Selon Max Weber, l'action, elle-même, peut être soumise à deux principes moraux contradictoires : l'éthique de conviction et l'éthique de responsabilité. Agir selon l'éthique de conviction, c'est procéder uniquement en fonction des valeurs qui sont les siennes, sans se soucier de l'efficacité ou des conséquences ultimes de son action. Agir selon l'éthique de responsabilité, c'est tenir compte de l'efficacité et des conséquences probables de l'action, en prenant en compte le point de vue de celui sur lequel elle porte.

Où est la limite entre ces deux conceptions éthiques et leur juste milieu ? Accrochée à son paternalisme jusque vers la fin du vingtième siècle, la médecine s'est tournée de façon un peu brutale voire catégorique vers une éthique d'autonomisation du malade, le laissant trop souvent choisir et décider de l'option thérapeutique. Bon nombre des patients souhaitent être informés et participer à la décision de soin pour eux. Je rencontre souvent des malades qui attendent de leur médecin qu'il prenne la bonne décision pour eux. « *C'est vous qui savez, docteur, je viens vous voir pour que vous me soigniez...* ». Dans le même temps, chaque patient discute voire négocie la prescription médicale. Si ces deux conceptions éthiques, paternalisme et autonomisation, tendent vers les extrêmes, la limite qui les départages semble tout aussi virtuelle. Au sein du colloque singulier, selon chaque malade, chaque médecin, chaque situation et ses enjeux, l'éthique de conviction et l'éthique de responsabilité se partageront les décisions.

Dans cette optique Hans Jonas[10], philosophe allemand du XXe siècle, pose le problème de l'éthique contemporaine sous un jour particulièrement intéressant. Il nous dit tout d'abord que l'agir humain s'est transformé radicalement, que l'éthique et l'agir sont en étroite relation et par-là même que l'éthique doit aussi se transformer. Cette transformation s'exprime surtout de deux façons, selon lui.

Alors qu'auparavant, l'être humain était considéré comme une entité constante, hors de la technique, l'agir humain a la capacité désormais de porter sur cet être. La course à l'armement atomique a été l'étincelle d'une prise en considération critique des techniques. Les réflexions sur l'agir humain se sont installées dans un contexte d'angoisse, de peur. Mais les avancées biologiques et médicales ont également engendré une réflexion philosophique, notamment au travers de la bioéthique. Par-delà les sciences et les techniques, il a fait émerger les questionnements éthiques là où la dignité humaine était en jeu.

Alors qu'auparavant, le champ de l'agir était restreint dans le temps et dans l'espace, avec une proximité des buts et des effets de l'action, aujourd'hui la puissance de l'agir humain a fait éclater ce champ restreint. Cela crée un problème de prévision et un problème d'imputation entre celui qui agit et les conséquences de son action, qui peuvent apparaître parfois à l'autre bout du monde : ainsi le problème de la couche d'ozone avec les chlorofluorocarbones ; de la même façon, dans un avenir relativement lointain, le problème des déchets nucléaires, dont la durée de vie se compte en millénaires. Cela fait appel à une éthique qui prend en compte les générations futures et qui tend à les protéger, ce qui s'avère nécessaire du fait de la puissance technologique qui agresse chaque jour un peu plus la nature, la biosphère, et ainsi menace l'homme. « *La responsabilité nous en incombe sans que nous le voulions, en raison de la dimension de la puissance que nous exerçons quotidiennement* ». Cette éthique de la responsabilité nécessite une représentation acquise de manière scientifique de ce que peut entraîner, à l'avenir, notre mode actuel de vie, c'est-à-dire le mode de vie libéral, centré sur la production et la consommation de masse.

Vis-à-vis des morales et des éthiques passées, d'une part, cela oblige à une interrogation renouvelée sur ce qu'est un être humain, ce qu'on peut en faire, et, d'autre part, cela nous confronte à un nouveau devoir particulier, celui de mettre en œuvre un savoir prédictif ou, à défaut, de mettre en avant un devoir de prudence, ce qu'on appelle souvent le principe de précaution[11], ou ce qu'on en fait.

La théologie tente de répondre à cette question fondamentale : pourquoi l'homme répond-il à cet appel à la transcendance ? Si le XXe siècle a vu progresser l'athéisme[12], il semble que le sens du religieux revienne en force en ce début du XXIe siècle mais souvent sous forme de croyances variées plus que de véritables religions. Néanmoins, le sens du religieux est de plus en plus présent. À notre époque le genre humain devient de jour en jour plus étroitement uni et les relations entre les divers peuples augmentent. On parle actuellement de mondialisation. Tout ce qui touche de près ou de loin la religion s'échange grandement grâce aux médias.

À partir de là, nous voyons grandir le dialogue interreligieux entre les trois grandes religions monothéistes et le bouddhisme. Mais, pour que ce dialogue soit vraiment fructueux et puisse s'enraciner profondément dans les diverses cultures, quatre éléments sont à prendre en considération : accepter de partager avec l'autre certains éléments de sa religion, oser un dialogue de vie à travers par exemple la paix, vivre la solidarité et enfin accepter de se savoir différent. Ne manquons pas, de plus, de prendre en compte la spiritualité des athées et des agnostiques.

La pratique médicale impose le respect et les règles des croyances de chacun. Ainsi voit-on le patient croyant et ses pratiques religieuses selon une visée éthique conduisant le médecin à adapter ses conseils et prescriptions aux repères apportés par le malade. Tant que cela est possible, tant que la marge intime du médecin est ouverte. Cette marge intime est bordée d'un côté par les critères médicaux de morbidité et de mortalité, de l'autre, par les valeurs et convictions du médecin, sa conscience, sa tolérance. Il lui appartient d'informer son patient de l'impact voire des risques sur sa santé de certaines pratiques.

Les arts : la peinture, au fil des siècles, nous offre l'album photo des maladies, des épidémies, des leçons d'anatomie et des portraits de nos maîtres. Avec elle, la musique, le théâtre, le cinéma, etc. véhiculent des messages d'éducation sanitaire, de prévention des maladies.

Au niveau de la littérature, contre la déshumanisation de la médecine moderne occidentale, Georges Canguilhem[13] entreprit de réhabiliter l'importance de l'individu, du malade. « *Être malade, c'est vraiment pour l'homme vivre d'une autre vie* », affirma-t-il, soulignant le fait que la médecine moderne ne pense pas la santé mais la maladie des organes. D'où l'importance d'une théorie de la santé, puisque, selon la définition empruntée à René Leriche, « *la santé, c'est la vie dans le silence des organes* » et qu'« *aucune guérison n'est un retour au normal* ». Prendre le parti de la vie, c'est penser l'individu et sa douleur, non le normal statistique ni la moyenne. Nous reviendrons sur cette seconde proposition dans le chapitre suivant.

Le normal, le beau, le laid, l'écorché, l'handicapé, le vieillard, etc. sont autant de différences par rapport à nous, prétendus en bonne santé, nous renvoyant plus ou moins violemment dans nos limites. La presse, la télévision outrepassent clairement les bornes de ce qu'il convient de montrer, de ce qui peut s'échanger en terme marchand. Ainsi nos jeunes confrères sont-ils spontanément attirés par les urgences et la réanimation où ils peuvent imaginer le fantastique, la belle technique médicale, le beau geste qui sauve, la jeunesse de la population soignante, etc. Les séries télévisées sur ce mode d'exercice de la médecine ne laissent pas indifférents soignants et patients. Avançant en âge, ces limites bougent sous l'impact des facteurs de vie personnels et collectifs.

En somme, voilà comment un sujet si vaste et complexe pourrait être dit en quelques mots : faillible, vulnérable, impliqué, réflexif, le médecin dans ses limites est humain, digne, responsable et conscient. Il y réside les deux champs fondamentaux à la limite incertaine : mes valeurs propres, qui me font Moi, existant et pensant, et les valeurs des multiples composants humains et institutionnels du bain dans lequel j'évolue. Le philosophe contemporain Paul Ricœur[14], nous invite, par-delà la pensée et la réflexion, à imaginer une certaine forme de nos limites de médecin selon son triangle éthique *« une visée d'une vie bonne avec et pour autrui dans des institutions justes »*.

Sortir de la toute-puissance médicale pour tendre vers le soin centré sur le patient

Le discours médical, jusqu'à nos jours et encore beaucoup de nos jours, est dominant, induisant une écoute sélective. La fin du XIXe siècle et la première moitié du XXe ont permis l'éclosion de la médecine curative, souvent efficace. À cette époque, la relation médecin malade allait de soi. Il se posait peu de questions éthiques. Les données des sciences et des techniques ont progressé de façon très importante en même temps que les nouvelles technologies et l'information des patients. La culture et le langage du patient ont changé, évolué, se sont médicalisés. Ce discours du malade, résonnant avec la connaissance biomédicale globale, est élagué de tout ce qui n'est pas somatique, objectif. La personne souffrante y est reconnue comme étant la sommation simple d'un homme et d'une maladie, voire du lieu de celle-ci. Son discours véhicule cette réduction. Concernant la santé mentale, le mal et le sujet ne font qu'un : le dépressif, le bipolaire, le mélancolique, l'hypocondriaque.

Le diagnostic, haut symbole du médecin, permet l'entrée dans le discours médical. Ce temps de discernement, primordial et spécifique à ce professionnel limite donc, tout du moins dans son esprit, l'accès à ce discours. Pour définir une maladie, il faut la déshumaniser.

Le savoir médical, généralement qualifié « savoir scientifique », est supposé universel, reproductible et communicable à l'ensemble de la communauté médicale, agissant sur tout patient quelle que soit son origine sociale et culturelle.

La séméiologie est la science des signes, des manifestations d'une maladie que peut relever le médecin, signes physiques, fonctionnels, généraux, ou tous symptômes qui engendrent une plainte du patient. Cette science comprend également la façon de les relever par l'interrogatoire, l'examen clinique et les recherches complémentaires afin de poser un diagnostic.

La séméiologie et les thérapeutiques aujourd'hui sont telles que le discours médical s'informatise, se prête à l'épidémiologie ou à la statistique sans questionner davantage la pertinence d'une telle généralisation avec les singularités individuelles. Et l'intelligence artificielle s'invite dans la pratique selon une dynamique exponentielle. Quel avenir pour la place de la personne humaine dans ce contexte ?

D'Hippocrate à nos jours : l'évolution du discours médical

Le Serment d'Hippocrate apporte le premier discours médical autour et à partir duquel va se construire celui d'aujourd'hui. Celui-ci est ainsi sous le contrôle de Dieu, déterminant l'engagement moral du médecin. Le discours médical est alors de l'ordre du sacré.

Le Serment de Maïmonide précise le pouvoir de lire et pénétrer dans le corps : le discours médical est alors de l'ordre du divin comprenant un engagement moral du médecin et un respect dû au médecin.

À partir du Moyen-Âge et jusqu'au XVIIIe siècle, le discours médical adopte la démarche religieuse du fait du rapprochement à l'ordre religieux.

Après le XVIIIe siècle, la médecine se distancie de l'ordre religieux et trois phénomènes surviennent : la profession médicale s'organise autour de la clinique, un code de déontologie s'élabore (1949), un corpus de savoir se construit, concrétisé dans une charte du savoir en 1929.

Ces phénomènes opèrent une convergence du corps médical avec ses prérogatives et avec la protection des médecins. Le code et la charte apportent une valeur morale et une valeur juridique à la médecine conférant au discours médical une double légitimité. Ils précisent les devoirs du médecin, les droits du malade, la liberté et l'indépendance professionnelle, l'intérêt du malade.

Le Discours médical et sa légitimité s'appuient sur une grande pluralité des usages scientifiques selon qu'il s'agisse de littérature, d'histoire, de sciences humaines ou d'autres dites exactes. Dans le domaine médical, le discours est le développement oratoire ou écrit caractérisant le praticien ou le groupe médical autour de ses valeurs, de ses racines et de ses pratiques professionnelles. En fait, ce discours est en connivence avec le discours scientifique où la science produira la vérité : d'où l'expression, la vérité scientifique, en oubliant de préciser : « à ce jour ».

La médecine, depuis l'ère de Vésale et des premiers anatomistes avec la parution en 1543 du *De Humani corporis fabrica* et la philosophie mécaniste fondent un dualisme qui est au cœur de la modernité et non seulement de la médecine. Ce dualisme distingue l'homme d'une part et son corps de l'autre. On se souvient de l'image de Marguerite Yourcenar dans *L'œuvre au noir* lorsque Zénon, ce médecin si proche de Vésale, se penche avec son compagnon, médecin lui aussi, sur le cadavre d'un jeune homme, le fils du précédent : « *dans la chambre imprégnée de vinaigre où nous disséquions ce mort qui n'était plus le fils, ni l'ami, mais seulement un bel exemplaire de la machine humaine* ».

Les nouvelles technologies imposent une éthique renouvelée. L'éthique de la relation médecin patient s'est imposée durant le XXe siècle du fait de l'explosion des connaissances scientifiques et techniques, d'une objetisation du malade. Préalablement, cette éthique en médecine était naturelle. Les pratiques médicales, curatives, préventives puis prédictives, ainsi que la recherche clinique et biologique ont imposé d'écrire la loi. Les lois de bioéthiques de 1998, définissant la protection des personnes se prêtant à la recherche biomédicale, revisitées plusieurs fois, constituent un des nombreux exemples. La société s'est dotée d'un comité consultatif national d'éthique (CCNE) en 1982, puis des laboratoires d'enseignement et de recherche en éthique médicale ont vu le jour du fait de la nécessité de promouvoir cette discipline, de favoriser les rencontres entre les équipes de soignants et de chercheurs françaises et étrangères, de leur proposer des formations universitaires, de réaliser des travaux de recherche et de publier.

La chirurgie a fait des progrès considérables en même temps que l'anesthésiologie, l'arrivée des antibiotiques puis de nombreuses molécules à visée thérapeutique ont rendu cette médecine curative extrêmement efficace. Les ordonnances Debré de 1958 ont créé les Centres Hospitalo-Universitaires, regroupant en un même lieu la pratique de soin, l'enseignement et la recherche biomédicale. Les facultés ont remplacé les écoles de médecine au début des années 1970. Ces métamorphoses structurelles ont amplifié les progrès, exacerbé le pouvoir médical des praticiens habités d'un profond sentiment de toute-puissance. Ainsi ces facultés fabriquent-elles des « machines à guérir » alors que la vie appelle des soignants.

La prévention s'est installée dans le sillage de la médecine curative et ses progrès. Nous avons vu que la décision de rendre obligatoire une vaccination pose bien des questions éthiques ; comme les préconisations en termes d'hygiène de vie, elle doit reposer sur des connaissances fortes pour permettre des actions de prévention collective et individuelle. Ces recommandations concernant les patients diabétiques, par exemple, connaissent autant de variations que d'approximations.

La prévention secondaire fait appel à des tests de dépistage validés ; ils sont en fait peu nombreux. Certains tests sont utilisés de façon systématique chez des personnes ciblées par l'âge et le sexe, comme les PSA (*prostate spécific antigen*) alors que les sociétés savantes d'urologie et la Haute Autorité de Santé ne sont pas en accord. La HAS a dénoncé en 2009, comme en 1999, le caractère systématique du dépistage. Les urologues clamaient qu'il permettait de réduire de 20 % la mortalité par cancer de la prostate chez les hommes de plus de 50 ans. Depuis, les pratiques spécialisées quant à la mise en place d'un traitement ou non avec une surveillance clinique et biologique ont évolué. Cette discordance et les pratiques posent questions : quelle est la qualité de l'information donnée à un patient qui consent à un test ? Ne pratique-t-on pas toujours trop de biopsies voire de curetages prostatiques ? Quelle évaluation des répercussions psychiques chez ces personnes ? Ce dépistage, comme celui du cancer du sein, du cancer colo-rectal, évolue très rapidement du fait des bouleversements au sein de la génétique et l'usage de l'IA. L'élaboration d'un niveau de risque accru de cancer du sein chez une femme, quel que soit son âge, à partir d'une analyse de plusieurs facteurs cliniques, biologiques, radiologiques, génétiques permet de cibler avec pertinence les démarches de dépistage. Un trait d'union avec la médecine prédictive.

Actuellement, celle-ci s'offre à nous du fait des connaissances génétiques, des tests utilisables et de l'IA. L'application de cette médecine prédictive n'est pas sans poser de sévères questions éthiques, elle n'offre pas de règles suffisantes. Le dépistage du risque accru de trisomie 21 (mongolisme) par exemple, doit être proposé de façon systématique et obligatoire à toute femme enceinte. Cela se traduit-il par la réalisation systématique du test chez les femmes enceintes ? Quelle information reçoivent-elles ? Quelle réelle liberté de choix ont-elles ? Une femme qui ne fait pas le test et qui accouche d'un enfant trisomique sera confrontée aux limites des aides sociales et au regard réprobateur de la société. Elle entendra inévitablement dès le début de son parcours qu'elle aurait pu éviter la naissance de cet enfant. Par ailleurs, un risque accru de trisomie 21 conduit à la pratique d'une amniocentèse afin de réaliser le caryotype de l'enfant. Cet examen engendre un pourcentage non négligeable d'avortements. Parmi ceux-là, la grande majorité est composée des fœtus sains. Prendre soin de la patiente par une information complète, claire, loyale et appropriée, mettre en place des systèmes sociaux d'aide et d'accompagnement d'une famille accueillant un enfant trisomique, sont des alternatives que la France n'a pas choisies. **Éliminer la trisomie 21 par une méthode eugénique pose question**. Certaines patientes et leur conjoint, n'acceptent pas cette pression médicale et sociétale.

Ainsi, le passage d'une médecine d'accompagnement peu active à une médecine curative très efficace, une médecine préventive en évolution, une médecine prédictive balbutiante mais enthousiaste et prometteuse pose d'importantes questions éthiques et impose au médecin de quitter son pouvoir médical et sa toute-puissance pour épouser un comportement de soignant réflexif, compétent, centré sur son patient.

Comment définir le terme guérir ? Pour le Littré, comme pour le Larousse, dans la continuité historique, "guérir" signifie : délivrer de maladie, faire revenir en santé ; guérir quelqu'un, faire disparaître en lui ce qui est comparé à une maladie ; recouvrer la santé.

Il apparaît dans ces définitions que l'acte de guérir consiste en l'expulsion, l'extraction de la chose qui perturbe l'état de bonne santé ; qu'après l'acte de guérir, la personne, ancien malade, sera comme avant. Cela se conçoit lorsqu'il s'agit d'affections bénignes qui ne laissent pas de trace physique ni psychologique. Est-ce concevable lorsque la maladie a engendré une douleur intense plus ou moins prolongée, a altéré l'intégrité corporelle, a induit des perturbations psychologiques ou sociales ? Peut-on dire qu'une femme est guérie de son cancer du sein, notamment lorsque ce dernier a été ôté, qu'un certain parcours de reconstruction lui est ouvert, un parcours souvent alambiqué, douloureux, pas toujours couronné de succès ?

Que deviennent les notions de vécu, de mémoire de la maladie, des souffrances autres que physiques, de séquelle physique et/ou psychique, etc. ? La cicatrice ne peut-elle être que cutanée ?

Ces définitions sous-tendent l'idée d'un résultat obligé : délivrer de la maladie, la faire disparaître. Nous sommes là dans une dimension purement mécaniste de la médecine qui prétend réparer, guérir, changer l'organe malade comme l'on change un embrayage sur une voiture. Mais cette visée est périmée.

Qui guérit ? Le malade guérit-il de sa maladie ? La maladie guérit-elle ? Le médecin guérit-il son malade ? Voilà bien des dérives sémantiques dans le langage courant, chargées de sens. Depuis l'évolution naturelle de la maladie vers sa disparition jusqu'à la mise en échec de la médecine et la disparition du malade, toutes les situations imaginables existent et produisent une personne humaine différente de ce qu'elle était avant l'installation de la maladie, dont l'état de bonne santé n'est pas forcément au rendez-vous. Par ailleurs, la question du pourquoi cette maladie reste entière et la culpabilité guette.

L'intention de « guérir » est dans l'esprit et l'élan du médecin lorsqu'il prend en charge un malade, encore que l'objectif de son acte ne soit pas toujours de cet ordre. Bien que la médecine, prédictive et préventive, ne s'inscrive pas dans cette visée de la guérison, mais dans celle d'éviter la maladie, les deux poursuivent la même finalité ; l'une et l'autre dispensent des soins de grande valeur. Ces médecines s'appuient sur le soin que le professionnel doit à son patient : prédire, prévenir, dépister, repérer la maladie sont des objectifs qui occupent une large part de l'activité du médecin.

La médecine curative intervient lorsque le mal est là, au sein de la personne, qu'il s'agisse d'un mal organique ou psychique. Toute forme d'action médico-chirurgicale laisse trace chez la personne. Qui peut alors parler de guérison ? Le médecin peut-il déclarer guérie une personne chez qui a été ôtée complètement une tumeur cancéreuse, posé un stent dans une coronaire ou une prothèse de hanche, chassé un germe communautaire d'un poumon ? Le vécu médical du patient, avec ses

séquelles physiques, psychologiques, sociales, spirituelles, lui permettra au mieux de déterminer s'il se sent en état de bonne santé au sens de la définition de l'OMS. Parlera-t-il de guérison ? Quel sens prendra ce terme pour lui ?
Les médecins utilisent de plus en plus communément une terminologie plus fine, notamment en cancérologie : « rémission incomplète », « rémission complète », « guérison incertaine », « consolidation » (termes partagés avec les assureurs). Le malade cancéreux sait que sa guérison peut ne pas être certaine. Il vit l'incertitude essentielle au cœur de lui-même.

Scientifiques et médecins parlent de guérison lorsque le recul sans récidive d'un cancer est de cinq années à partir de la fin du traitement. Les assureurs exigent dix années. Les statistiques de ces derniers permettent-elles d'accuser les premiers de mentir à leurs malades ? Comment un malade, qui subit cette double peine en plus de cette discordance, peut-il se croire guéri ? Je connais bien cette problématique pour la rencontrer très fréquemment auprès de mes patients et la vivre personnellement. Double injustice : faire payer plus cher l'assurance du fait de la maladie et refuser au malade la guérison annoncée par les médecins, infusant par ailleurs sa méfiance à l'égard des médecins et de la médecine en général.

Le médecin est un soignant, un accompagnant. La survenue de phénomènes arthrosiques, deux ou trois décennies après un poly traumatisme, ne remet pas en cause le retour à l'état de bonne santé de l'accidenté après les soins, mais qu'en est-il de la notion de guérison selon ces définitions académiques ? Guérir semble être un horizon, l'ultime d'une trajectoire de l'agir médical. Cependant, le médecin ou autre soignant, accompagnant et moins guérisseur, peut se centrer sur le malade et prendre en compte les autres dimensions du soin. Sur le plan purement organique, l'acte médical parvient à réparer les troubles occasionnés par un agent pathogène (entraînant une maladie), à agir sur cet agent, mais rarement à intervenir sur la cause réelle de la maladie. Ce patient souffre d'une pneumopathie à germe communautaire. Quelle est la cause de cette affection ? Sûrement pas le germe. Pourquoi est-il arrivé là ? Pourquoi lui ? Pourquoi a-t-il entraîné ce jour-là la maladie ? Pourquoi cet individu devient-il malade à ce moment-là ?

Selon la coutume du monde médical, la notion de soin est essentiellement utilisée par les infirmières, aides-soignantes. Ces acteurs parlent couramment du soin qu'ils donnent à leur malade, de l'hygiène du corps, de l'acte médical ou chirurgical, de l'attention relationnelle. Ils prennent soin de la personne. Surveiller régulièrement un malade est une manière de prendre soin de lui, de le soigner, peut-être dans une stratégie de guérison objective ou fantasmatique.

Écouter un malade est un soin. La notion de relation thérapeutique n'entend-elle pas l'idée de conduire à la guérison, d'extirpation ou plus justement d'expression du mal, afin de recouvrer un état de bonne santé ? Mais s'agira-t-il du même état antérieur ?

Pour la plupart des maladies, ne s'agit-il pas d'une étape de la croissance de l'individu ?

Le concept de bonne santé est donc éminemment complexe et individuel, plus exactement intime. Il ne peut que se définir différemment selon les âges et les vécus de la personne. Alors, la guérison d'un jour ne sera pas obligatoirement celle de toujours, rendant les définitions académiques caduques, les illusions de toute puissance des médecins délétères pour leurs malades. Le savoir être d'accompagnant est une nécessité constante. Pour cela, les sciences humaines sont nécessaires.

Selon la coutume des médecins, soigner est une notion vague réservée à la prise en charge des malades incurables, chroniques ou en fin de vie. Ces malades nécessitent toujours de la part du médecin un investissement important dans leur prise en charge avec une recherche de compétence technique et relationnelle, une disponibilité importante et clairement définie, une réflexion sur le sens des actes médicaux, une écoute et un regard sur l'homme au-delà de la maladie. Soigner est alors exigeant, nécessite la rencontre de deux consciences. Ainsi, les comportements, les décisions, les interventions sont toujours la résultante de ce qu'il est possible de faire et de ce qu'il est souhaitable de proposer dans l'intérêt du patient, de ses proches, du médecin lui-même et de la société.

Le rôle du médecin est d'éviter, de repousser au maximum les séquelles de la maladie, son inconfort, son aggravation, les douleurs et la mort. Les sciences et les techniques lui sont d'une aide précieuse. Cependant, il s'agit de ne pas se limiter à elles ; il est impératif de s'ouvrir aux données des sciences humaines.

Les limites des sciences et des techniques s'expriment, entre autres, face au malade en fin de vie. Le médecin est alors acculé dans les limites de ces sciences et son incapacité à guérir. Ce constat constitue une souffrance pour lui, dont la formation a occulté l'échec, l'impuissance, le risque constant du "non-guérir". Il peut désirer fuir cette réalité dangereuse en refusant d'assumer une telle prise en charge. Il oriente le malade vers une structure appropriée dans le meilleur des cas, ou assure un soin minimum et distant, organiciste et peu adapté. Faute de "délivrer de la maladie", il risque de délivrer de l'espoir, du sens de la vie telle qu'elle se présente. Libéré de son fantasme de guérir, le médecin est disponible pour sa fonction de soin, pour sa fonction apostolique selon M. Balint[1]. Cet accompagnement va prendre en compte la globalité du patient en agissant à trois niveaux : le patient avec ses souffrances physiques, morales, sociales et spirituelles - la famille et l'entourage - les soignants. Parfois, la lassitude et l'agacement se font jour chez un professionnel, avec la tentation de se "débarrasser" de cette personne handicapée, de ce malade chronique voire de ce patient en fin de vie pour lesquels est remis en cause le sens de cette vie et de cet accompagnement. Là, peuvent s'exprimer des attitudes déviantes. Dans un discours de plus en plus médiatisé et politisé, l'euthanasie ne prend-elle pas la forme d'une guérison de la maladie incurable ? La mort légiférée deviendra-t-elle le traitement moderne de ce malade en fin de vie ou maintenu artificiellement en vie ou en demande de suicide assisté ? **La question est bien pour chacun d'entre nous de choisir pour sa fin de vie, c'est-à-dire d'analyser tous les déterminants de ce choix, déterminants greffés sur nos valeurs et nos particularités intrinsèques, bref, en réelle autonomie.**

Pour soigner l'autre, il faut prendre soin de soi. Guérir, c'est donner, tenter de redonner de la santé voire la santé. Soigner, c'est donner et recevoir, c'est aider un individu à vivre une étape de sa croissance en même temps que le soignant vit lui aussi une étape de sa croissance, différemment. Soigner, c'est accepter d'être dans une relation à l'autre, éthique et authentique.

Ainsi, l'homme nous montre une évolution au fil de l'histoire du soin. Avant la Grande Guerre (1914 - 1918), le médecin accompagnait beaucoup ses malades, restait disponible pour eux[2], les visitait à domicile. Entre les deux guerres (1918 et 1939), le soin s'est imposé tant par le médecin que par l'infirmière. Puis la seconde guerre a engendré des progrès considérables de la chirurgie puis de l'anesthésie. Les sciences et les techniques ont bouleversé les connaissances et les pratiques médicales créant une médecine de plus en plus spécialisée, hyperspécialisée, technicienne. Plus cette médecine est devenue efficace, plus elle a perdu de son humanité et moins le médecin a accompagné, ceci n'épargnant que partiellement la médecine générale aujourd'hui.

Ce survol de l'évolution du soin serait incomplet sans souligner l'impact de l'arrivée du SIDA dans les années 1985. La médecine se trouvait mise en échec de façon systématique. Les malades se sont organisés en associations dont une demande forte était que les médecins prennent soin de ces malades que l'on ne savait pas guérir. Le SIDA et l'avènement des soins palliatifs en France dès 1986 ont fait resurgir la mission essentielle du médecin, le sens de son art : soigner l'homme.

Le douloureux passage du coronavirus type 2 en 2020 – 2021 a repris cette mission essentielle du médecin. L'urgence consistait à soigner les malades, au mieux des connaissances acquisses des sciences et des techniques, au jour le jour. Tous les soignants s'y sont mis avec les médecins. Malheureusement, une médiatisation outrancière a semé le mal au nom d'une soi-disant obligation d'information, mal gérée. Les morts du COVID 19 ont été comptabilisés de façon obsessionnelle. Les personnes détruites psychiquement à travers les ruptures de liens sociaux et familiaux, les querelles pseudo-scientifiques par médias interposées, les anxiétés et dépressions graves, notamment, n'ont pas été dénombrées. Le coronavirus a tué sans compter, physiquement ; les composantes politiques, institutionnels et médiatiques ont tué, par bêtise, psychiquement. Les séquelles restent palpables aujourd'hui pour ceux qui n'en sont pas morts.

Réalité et vérité en médecine, de quoi parle-t-on ?

La question de vérité en médecine renvoie à la question de l'information, l'explication délivrée au malade. Parlons plutôt de réalité adressée au malade que de vérité, si rarement accessible. Seul le malade détient sa vérité, ce en quoi il est convaincu et ce qui fonde ses choix de vie. Il peut ne pas croire en l'annonce d'une donnée médicale ou ne pas lui donner l'importance que le médecin exprime. Le médecin a pour mission d'informer son malade sur son état de santé, les résultats des données médicales objectives et les effets attendus et secondaires des traitements proposés, qu'ils soient exceptionnels ou graves. Il est bien peu fréquent que ces informations revêtent un niveau de certitude tel que l'on puisse les appeler « vérité », tout au plus peut-on parler de « réalité à ce jour ». De toutes les façons, l'attention que le médecin porte à son patient permet d'adapter au mieux la relation et l'annonce d'une mauvaise nouvelle. La complexité de cette question nécessite de nous arrêter un instant sur quelques tranches de vie de mes patients. Nous aborderons ensuite les deux types de réalités dont nous parlons, puis comment annoncer une mauvaise nouvelle. Une réflexion autour des réactions psychologiques du malade terminera ce chapitre dont la prise en compte dans l'accès aux soins prend toute sa valeur.

Quelques tranches de vie de mes malades

Madame L. est en pleurs après avoir appris son diagnostic de lymphome lors de la consultation d'hématologie. « *Le médecin a vraiment été trop brutal à la consultation. Je ne m'y attendais vraiment pas. Votre confrère de l'hôpital m'avait rassurée. J'ai reçu cette vérité comme une gifle. Il aurait dû me laisser le temps, me préparer* ».

Monsieur C. est atteint d'un lymphome et suivi dans un service spécialisé à Paris. Alors que je le vois en consultation, je lui demande ce qu'il sait de sa maladie : « *Oui, ils m'ont dit la vérité ! Mais comme ils savent que je m'angoisse facilement, que me cachent-ils à présent ? Mon métier m'a appris à être méfiant : on ne se refait pas* ».

Madame C. est soignée pour un cancer du sein. « *Dans cette histoire, j'ai toujours été hors du coup. On m'a opérée sans me laisser le temps de prendre vraiment ma décision. Puis on m'a fait de la radiothérapie et de la chimiothérapie. Pour me convaincre de la nécessité de faire ces traitements, on m'a expliqué les mille catastrophes qui m'attendaient sans ces traitements. Où est ma liberté dans tout cela ? Et mes douleurs, ma mutilation, on ne m'en a jamais parlé. Mon bras est fichu, je ne m'y attendais pas. Je ressens cette histoire comme un chantage et une manipulation* ».

Monsieur V. souffre d'une cirrhose primitive au stade terminal. « *Mais qu'est-ce que j'ai ?* » me demande Monsieur V en rentrant de l'hôpital.

- « *Que vous a expliqué le médecin de l'hôpital ?* »,
- « *Le gastro-entérologue m'a donné rendez-vous dans six mois, vous ne pensez pas qu'il se moque de moi ?* ».

Le docteur X. est atteint d'un glioblastome cérébral. Il accepte sans mot dire ce que son confrère neurologue lui propose. Il ne s'intéresse pas à ses résultats d'examens, ni à son traitement qu'il subit passivement. Ses réactions me conduisent un jour à lui demander ce qu'il sait de sa maladie, ce que le neurologue lui a expliqué. Il me dit alors : « *Je ne veux rien savoir, j'ai moi-même trop pratiqué le mensonge charitable, j'attends* ».

Madame Y. est atteinte d'un cancer utérin, opérée et traitée par radiothérapie. « *Docteur, soignez-moi, mais surtout, ne me dites rien* ».

Madame H. « *Je veux qu'on me dise tout, sauf si j'ai un cancer... Ah ! Vous ne me dites plus rien* ».

Monsieur T. vient me voir avec un sac plein d'examens complémentaires réalisés sur plusieurs années. Je ne connaissais pas Monsieur T. qui me dit : « L*es médecins de l'hôpital et mon médecin généraliste ne veulent pas me dire ce que j'ai, mais je sais bien que c'est un cancer du sang, qu'en pensez-vous, docteur ?* » Les comptes rendus exprimaient en toutes lettres : « cancer du rein gauche ».

Je rends visite à **Monsieur B.**, récemment hospitalisé. Je suis accompagné par le confrère hospitalier qui lui dit : « V*ous avez une maladie ganglionnaire cancéreuse. Rassurez-vous, vous avez de la chance de vivre en 1994 ; il y a 25 ans, on n'aurait pas pu vous soigner ; actuellement, vous avez 70 % de chances de guérir* ». Prenant brutalement conscience de la gravité de son mal et se focalisant sur les 30 % fatidiques, le jeune malade vit des heures de panique et de désespoir. Il est bien entouré par l'équipe soignante qui se relaye auprès de lui. Je le revois le lendemain matin, et le trouve apaisé. Il me dit : « *Hier, cela a été dur, j'ai trouvé cela sauvage. Mais finalement, je préfère savoir. Je vais me battre et j'ai drôlement confiance en eux. Ils ont eu le courage de me dire la vérité.* »

La relation entre deux personnes sera toujours animée par le face-à-face de deux visages, de deux consciences.

Comment délivrer « la vérité » ?

« Sait-il ? Ne sait-il pas ? Dois-je lui dire la vérité ou la lui taire ? Il ne faut pas lui dire, il ne supportera pas. » C'est en ces termes qu'est encore aujourd'hui posée la question de la « vérité » au malade. Ainsi, les quiproquos vont bon train. La famille souhaitant protéger le malade, et lui-même désirant épargner sa famille. *Le Temps d'un soupir*, livre écrit par Anne Philipe, épouse de Gérard Philipe, exprime remarquablement ces désirs mutuels, en 1969. *Le dernier souffle* de Claude Grange et Régis Debray, en 2024, montre l'évolution, dans le cadre de l'accompagnement des malades en fin de vie, de cette difficulté relationnelle.

Une jurisprudence en février 1997 puis une loi en mars 2002 ont impulsé fortement le devoir du médecin d'informer son malade. Il est indéniable que les patients sont plus informés actuellement sur leur maladie et les traitements proposés qu'avant cette jurisprudence et cette loi. Cependant, beaucoup de chemin reste à parcourir pour que cette information soit adaptée au patient, que sa compréhension de l'information délivrée soit évaluée en termes d'intérêt pour lui. Trop souvent, ce devoir est réduit à la remise, avec un dossier administratif et des feuilles de rendez-vous, d'une feuille dite d'informations que le patient doit signer avant l'acte médical ou chirurgical. Quant à l'information d'une mauvaise nouvelle à un patient, malgré l'instauration de consultations hospitalières dites d'annonce, elle reste aussi difficile que d'efficacité aléatoire. Les questions restent les mêmes : quelles informations, quelles réalités, sont délivrées ? Comment les délivrer ? À quel moment ? Dans quelles circonstances ? En quel lieu ? Cette réalité coupe ou favorise-t-elle la communication ? Quelle place est réservée au silence qui permet au malade d'absorber l'information sans rompre la communication ? L'évolution de la démographie médicale ne favorise pas cette place actuellement. Quel risque d'enfermer le patient dans un nouveau statut de malade ? Quelle ouverture vers une maîtrise de sa vie, sa possibilité de poser des choix ? Cette information permet-elle au malade de garder son ou ses rôles sociaux au sein de la Cité ? Quelle articulation entre vérité et confiance ? Ces questions et tant d'autres qui annoncent la complexité.

La « vérité », en fait, pose une question bien plus large que celle de l'information sur un symptôme, un diagnostic ou une aggravation voire un pronostic. Elle pose la question fondamentale de la manière dont nous ressentons, nous vivons notre condition d'homme, mortel par définition. Et nous qui pensons poser cette question par rapport à celui que nous soignons, que nous accompagnons, nous la posons en fait pour nous-mêmes, et dans le cadre d'une communication entre vivants. Dans la pratique quotidienne, le médecin informe en délivrant des notions choisies et adaptées pour chacun de ses malades, parfois avec une certaine progressivité. Il ne choisit pas les mêmes mots pour tous ses malades, ni les mêmes intonations et postures physiques. De ces informations, il exprime parfois une réalité de la situation. C'est bien là que l'incertitude clinique limite l'accès à la vérité.

René, 76 ans, apporte les résultats de sa prise de sang effectuée du fait d'une grande fatigue ressentie depuis plusieurs mois. Le médecin examine les résultats, fronce les sourcils, lève la tête et regarde silencieusement son patient : « votre fatigue s'explique par une maladie au niveau de votre sang. Je vous conseille de rencontrer un hématologue rapidement. » - « C'est une leucémie » dit Jean. Le médecin ne confirme pas sans en écarter la possibilité. Deux jours plus tard, les gendarmes appellent le médecin pour qu'il vienne constater le décès de son patient, par suicide. Une lettre, laissée en évidence sur le bureau de René : « Je souffre d'une leucémie… »

En fait, le médecin délivre-t-il une vérité ou une réalité à son malade lorsqu'il lui apporte des informations ? Qu'en fait-il ?

L'accord de la pensée avec elle-même et sa concordance avec la réalité matérielle constituent les deux types de vérités distinguées par la théorie de la connaissance. Ainsi la vérité logique - la cohérence du discours - se distingue de la vérité matérielle ou scientifique qui contient un énoncé expérimentalement vérifié. Il semble bien que le médecin tente d'apporter à son patient des énoncés scientifiquement vérifiés, mais la vérité logique, au-delà de l'énoncé, reste bien difficile et aléatoire. Cette difficulté peut tout à fait être soutenue par les principes de bienfaisance et de non-malfaisance. Là, s'expriment l'humanisme du médecin et probablement son art.

Quelles réalités pour le malade ?

Le problème de la réalité se pose dans deux types de situations : face à la mort et face à la survie.

La première, lorsque se profile l'éventualité de la mort, est la situation la plus fréquente. Cette question de réalité sous-tend l'angoisse et souligne en même temps la limite du pouvoir de la médecine. En effet, si l'on savait soigner la maladie, avec certitude, on ne craindrait pas de dire la réalité au malade. La crise de la réalité se pose parce que l'on sait que les moyens pour traiter cette maladie sont limités, chargés d'effets secondaires, parfois lourds.

La réalité dans notre société pose beaucoup plus d'embarras par rapport au cancer que par rapport à l'infarctus par exemple, alors que ce dernier est aussi mortifère que le cancer. Selon Jeanine Pillot, psychologue clinicienne, cela est dû à la valeur symbolique du cancer dans notre société, symbolique de la mort qui se profile et que l'on craint.

La seconde situation est le bouleversement du sens de la vie et des valeurs du malade lorsque la maladie survient : l'ablation d'un sein, d'un utérus, des ovaires, l'amputation d'un membre, la stérilité post-thérapeutique, la mise en place d'un anus artificiel (colostomie), l'installation d'un diabète insulino-dépendant ou autre maladie chronique (sclérose en plaques…), une paraplégie voire une quadriplégie au décours d'un accident de la voie publique, par exemple. Bien d'autres situations où dire la réalité diagnostique, celle concernant le handicap ou la morbidité évolutive de la maladie, la réalité pronostique ne sont pas simples, vraiment pas simples.

En pratique, que dit le médecin ? Le diagnostic le plus souvent est annoncé. Les conséquences thérapeutiques immédiates ou à moyen terme plus rarement. Le pronostic n'est pas abordé si ce n'est sous le signe de la menace d'aggravations lourdes en l'absence d'observance du traitement, parfois de promesses d'amélioration ou de guérison incertaines.

Pourquoi ces difficultés à informer ? Ce n'est pas la mort qui est en cause, c'est sa crainte, le moment de l'attente. Le malade va devoir peut-être remettre en question toute sa façon de vivre antérieure, toutes ses certitudes et le sens de sa vie. « *Ne sais-tu pas que la source de toutes les misères pour l'homme ce n'est pas la mort, mais la crainte de la mort ?* » Épithète (50 - 125 après J. C.)

La crise de la réalité émerge lorsque se posent avec acuité des questions au niveau du sens de la vie et du sens de la mort. Il apparaît chez la personne un tel bouleversement que le médecin hésite à être le provocateur de ce bouleversement, de cette cassure de la vie de son patient. Le Code de déontologie médicale, dans son article 35, prévoit cette option. Ce n'est qu'au sein d'une relation authentique, centrée sur le malade, que le médecin pourra décider du contenu de l'information à délivrer à un moment précis, à taire à un autre moment.

Article 35 du Code de déontologie médicale[1]

« Le médecin doit à la personne qu'il examine, qu'il soigne ou qu'il conseille une information loyale, claire et appropriée sur son état, les investigations et les soins qu'il lui propose. Tout au long de la maladie, il tient compte de la personnalité du patient dans ses explications et veille à leur compréhension.

Toutefois, sous réserve des dispositions de l'article L. 1111-7, dans l'intérêt du malade et pour des raisons légitimes que le praticien apprécie en conscience, un malade peut être tenu dans l'ignorance d'un diagnostic ou d'un pronostic graves, sauf dans les cas où l'affection dont il est atteint expose les tiers à un risque de contamination.

Un pronostic fatal ne doit être révélé qu'avec circonspection, mais les proches doivent en être prévenus, sauf exception ou si le malade a préalablement interdit cette révélation ou désigné les tiers auxquels elle doit être faite. »

La réalité est une scène qui se joue à plusieurs personnages : le malade, le médecin et la famille y sont confrontés, parfois un ami. Les familles désirent adoucir « la traversée du désert » pour leur proche.

Dans certaines situations, le malade et sa famille seront sur la même longueur d'onde, personne ne sait rien ou bien le malade et sa famille partagent la même connaissance. Mais dans d'autres situations, le médecin dira la réalité à la famille et pas au malade. Parfois, c'est la famille qui demande au médecin de taire le diagnostic et le pronostic au malade pour le protéger, de leur point de vue, nous l'avons déjà souligné. Les différences de « vérité » entre le malade et la famille, voire ce que chacun croit que l'autre sait ou peut savoir, peuvent créer des murs dans la communication et amener de véritables parties de cache-cache. Cela peut induire des quiproquos voire des situations tragiques de solitude pour les uns.

Pour les autres, lorsque des fenêtres existent dans ces murs, une relation sincère peut être maintenue.

Chaque situation est différente et demande à être analysée avec attention. Les solutions ne seront pas données par des positions de principe, mais à travers un cheminement dans la connaissance et l'écoute du patient et de son entourage selon une démarche éthique.

La réalité suppose donc un accompagnement comme pour tout état de crise où la personne perd ses repères habituels. Pour le médecin, la réalité devrait être objective. Mais pour le malade et sa famille, la réalité n'est jamais neutre, elle devient une nouvelle « vérité » ; elle est toujours à l'origine de la prise de conscience, de souffrance et d'angoisse. C'est pourquoi ce problème est tellement crucial.

Mais que se cache-t-il derrière la « demande de vérité » ? Connaître sa maladie, ses chances de guérison, peut-être ; le mécanisme de la maladie, quelques fois. Que nous disent nos patients ?

> *« Pourquoi j'ai cette maladie ? D'où vient-elle ? Est-ce que j'en suis responsable ? Est-ce que la façon dont j'ai vécu en est responsable ? Avez-vous des moyens pour me guérir ? Est-ce que je peux faire quelque chose pour aider à la guérison ? Quel temps me reste-t-il à vivre ? Est-ce que je pourrai vraiment faire ce que j'aime ? Aurais-je le temps de prévoir l'avenir de ma famille ? Est-ce que je ne vais pas être abandonné ? Vais-je pouvoir me réconcilier avec moi-même, avec Dieu ? Est-ce que je ne vais pas souffrir ? Étouffer ? Quels seront les méfaits des traitements ? Est-ce que vous pouvez me considérer comme un interlocuteur valable, capable de discuter avec vous de ma maladie, mes thérapeutiques ? Est-ce que je vais garder un pouvoir d'évaluation, un pouvoir de décision dans la vie qui me reste à vivre ? Est-ce que vous me donnez le choix ? Jusqu'où puis-je remettre en cause la décision médicale ? Est-ce que vous allez respecter mes choix, ce que je suis capable de supporter ? »*

Le malade a besoin de repères dans la compréhension de sa maladie, de ses traitements, de ses marques dans le temps, par rapport à sa vie, sa spiritualité. Ainsi, sa demande de réalités va beaucoup plus loin qu'une demande de diagnostic et même de pronostic. De ces repères il peut investir un espoir dans la lutte qu'il mène, une espérance dans un éventuel au-delà. Alors, demander au médecin : *Qu'est-ce que j'ai ? Quelle est ma maladie ? Est-ce que j'ai un cancer ?* C'est souvent poser des jalons pour évaluer la situation et trouver les moyens de s'y adapter.

Accepter un diagnostic de cancer, cela peut justifier des éclairages différents : « *Est-ce que j'ai un cancer que l'on soigne bien ?* » ; « *Peut-être que j'ai un cancer parmi les meilleurs ?* » ; « *J'ai un cancer, mais on a des moyens pour le juguler, on va le guérir ?* ».

Si la situation est grave, les mots du malade seront peut-être : « *Est-ce que vous êtes capables de lutter contre mes métastases ?* ; *Est-ce que, avec mes métastases, je peux encore mener une vie normale ?* ».

Si les traitements ne marchent pas : « *Est-ce que vous avez des armes de rechange ?* ».

S'il n'y a plus d'armes et si la maladie progresse : « *Est-ce que vous pouvez m'assurer que l'on peut calmer mes symptômes difficiles ?* » ; « *Est-ce que je pourrais à nouveau respirer un peu mieux, avoir un peu moins mal, recommencer à marcher, pouvoir dormir ?* ».

Et puis, le patient espère pouvoir vivre malgré tout le plus longtemps possible, même dans des conditions difficiles qu'il n'aurait pas acceptées au début de la maladie, encore moins lorsqu'il était en bonne santé. Il s'agit du besoin de vivre « cette dernière phase de maturation de sa vie » selon les termes de Janine Pillot, psychologue en unité de soins palliatifs. Tout cela, ce sont des espoirs qui apparaissent à travers la « demande de vérité ». Mais cette demande n'est pas exhaustive ; il y a peut-être toutes sortes de peurs derrière elle. Cette « demande de vérité » est donc extrêmement complexe, elle se situe autant par rapport à la maladie, à la vie que par rapport à la mort.

Les différents besoins et différents visages de la réalité

Dire ou ne pas dire la réalité peuvent être, l'un comme l'autre, une attitude de fuite ou, au contraire, une attitude d'engagement dans la communication avec le malade. L'une ou l'autre attitude peut être inspirée par le respect du malade : ne pas lui asséner une réalité peut être une marque de respect ainsi que lui dire celle qu'il réclame ; la lui refuser peut-être une marque d'irrespect.

Il est important d'accompagner la personne à qui l'on délivre une information lourde. Deux raisons dominent cet accompagnement :

- la réalité a différents visages : celle que le médecin croît dire avec ses mots abstraits ou ses propos rapides, celle qu'il dit, mais que le malade n'est pas prêt à entendre, celle qu'il entend, qu'il accepte, ou qu'il refuse, ou qu'il interprète, ou qu'il transforme ;

- la réalité a une histoire, c'est-à-dire que le malade n'est pas stable par rapport à elle. Il a des avancées, des reculs par rapport à ce qui lui est tolérable d'envisager, en fonction de sa personnalité, de son angoisse, de ce qu'il vit à ce moment présent.

La réalité suppose :

- une relation avec quelqu'un : si le médecin connaît son patient, il saura lui délivrer une information en fonction de ce que le malade lui demande vraiment et dont il a besoin pour vivre ;

- une confiance dans la capacité de l'homme à faire face, à trouver en lui les réponses et les fonctionnements nécessaires à la prise en main de ses situations, même les plus difficiles ;

- une prise de conscience de celui qui la donne, souvent le médecin, par rapport à ses propres attitudes en regard de la vie ;

- une écoute pour connaître l'autre et entendre là où il en est de son questionnement ;

- un accompagnement car elle est liée très profondément à l'angoisse de vie et à la mort chez les deux partenaires : à partir du moment où un médecin s'engage à dire la réalité à son malade, il s'engage avec lui dans une relation beaucoup plus profonde qu'une relation biomédicale. Il s'engage pratiquement à ne plus l'abandonner quels que soient les aléas de la maladie.

Comment annoncer une réalité ?
S'asseoir pour parler

S'asseoir pour parler est l'expression de Robert Buckman[2], titre de son livre qui propose une méthode pour annoncer une mauvaise nouvelle à un malade.

Le plus souvent, c'est le médecin qui annonce une telle information. Cependant, nombreux sont les soignants qui peuvent être amenés à assumer cette responsabilité. La création de consultations d'annonce dans les hôpitaux a fait évoluer cette pratique, un peu. C'est au médecin en charge du malade qu'il appartient d'annoncer les nouvelles médicales. Il est le plus apte à appréhender le moment, les mots, les attitudes pour annoncer une mauvaise nouvelle. Une convocation adressée à un patient pour une consultation d'annonce peut être ressentie comme une sentence. Cette convocation, du latin « com » qui signifie avec, ensemble, et « vocare » qui renvoie à la notion d'appel, d'obligation, en dit déjà tellement ! Nombreux sont mes patients qui me rapportent cette pratique et ce ressenti ; se retrouver un peu seul devant un ensemble de personnes qui vont annoncer quelque chose de désagréable. L'intérêt de la mise en place de ces consultations d'annonce est pédagogique à l'égard des médecins hospitaliers. Leur prise de conscience du soin d'annonce s'installe progressivement. C'est dans l'intérêt du patient qu'ils doivent assumer eux-mêmes ce soin, éventuellement accompagnés d'un autre soignant, d'une infirmière du service ou du médecin généraliste, un psychologue parfois. Deux conditions essentielles s'imposent pour annoncer une réalité à un patient. La première consiste à se donner les moyens, c'est-à-dire apprendre, savoir-faire, savoir être, se donner du temps, s'asseoir, regarder le malade en face et assumer l'image de la mort que son état nous renvoie. La seconde conduit à assumer les conséquences, c'est-à-dire poursuivre le dialogue que l'on aura engagé, car c'est une profonde intimité qui s'installe entre celui qui dit et celui qui reçoit, celui qui sait et celui qui apprend, celui qui maîtrise et celui qui découvre, parfois à son corps défendant. Selon ces deux conditions, un proche, un parent, un ami, un soignant, dont un médecin du parcours de soins, peut annoncer une mauvaise nouvelle, à un malade.

Il n'est pas nécessaire de se précipiter dans l'annonce de l'information, surtout si elle est mauvaise. Des questions d'ordre général initient l'entretien puis la relation, laissent du temps pour que chacun se regarde, pour que les consciences s'exposent, pour s'apprivoiser dans le sens de se familiariser, s'apaiser, s'adapter. Dire une nouvelle médicale conséquente à un malade est un acte médico-pédagogique, c'est-à-dire empreint d'une double responsabilité, médicale et morale.

Jean est informé par l'infirmière qui s'occupe de son épouse que le médecin réanimateur souhaite s'entretenir avec lui. Il est conduit au sein d'une pièce organisée pour accueillir les familles. Après un tour de présentation du médecin et son interne, de l'infirmière cadre, l'infirmière de soins, la psychologue, il est demandé à Jean comment il se sent, ce qu'il a compris de la situation, ce qu'il souhaite savoir.

Il est impressionné, assis au bord de son fauteuil, les poings fermés. Après un instant de silence, il dit qu'il a compris que la situation est grave. « Je suis inquiet par l'absence de réveil de mon épouse depuis l'intervention. Quelles sont les chances qu'elle sorte de ce coma ».

Le médecin explique que le cœur va plutôt bien, les prothèses valvulaire et aortique et les pontages fonctionnent bien, que le scanner cérébral ne montre pas de lésions mais « nous sommes inquiets ». Un instant de silence est respecté, Jean et le médecin se regardent. « Les carotides se sont également disséquées ainsi que les artères rénales, les poumons sont infectés, les reins ne fonctionnent plus et la dialyse est difficile car les veines et artères se bouchent fréquemment ».

Jean écoute, les bras croisés serrés contre son ventre, le regard fixé dans celui du médecin. Il ne dit rien, attend la suite. « Nous nous donnons encore 24 heures. Si les reins ne repartent pas et que nous ne pouvons maîtriser l'infection des poumons, nous serons amenés à arrêter les traitements ».

L'évaluation de ce que sait le malade est indispensable. Que lui a dit le radiologue, le confrère, l'infirmière de la consultation, le pharmacien, l'ambulancier, l'entourage ? Le nombre de personnes qui gravitent autour d'un malade est important. Chacun exerce son art en expliquant son point de vue sur la situation du malade, qui est le seul à tout entendre. C'est lui qui fait la synthèse, seul, de tout ce qu'il entend et comprend. Et puis, il y a les médias écrits et télévisuels qui apportent leurs lots d'affirmations plus ou moins péremptoires. Enfin, Internet est une source d'informations pour le patient. Outil avec lequel il va construire sa vérité, s'il s'y soumet.

Lorsque le médecin souhaite dire une réalité à son patient, notamment lorsqu'il s'agit d'une mauvaise nouvelle, il est essentiel de commencer par l'exploration de celle que le malade s'est construit. Par voie de conséquence, il émergera ce que le patient souhaite savoir, et peut-être, ce qu'il ne souhaite pas savoir. Tous ces éléments permettent au médecin de choisir ce qu'il va dire à son malade, ce qui est pertinent, selon ses demandes, mais aussi ce qui est en phase avec son intérêt à ce moment-là. Il n'est pas rare qu'il ait déjà connaissance de l'essentiel de la réalité, il ne reste plus qu'à reformuler et confirmer, parfois corriger des notions erronées.

Le contenu de l'information délivrée au malade à un moment donné peut être complété quelques instants ou jours plus tard. Tout n'est pas bon à dire d'emblée, en une seule fois. Laisser le temps au malade, selon son propre tempo, pour encoder l'information, lui permet d'y réagir. À chaque moment, c'est l'évaluation de ce que le malade a compris, retenu qui génère ce qu'il veut savoir de plus.

Après avoir annoncé à un malade une mauvaise nouvelle qui résonne en lui comme une réalité, un temps de pause lui est indispensable, mais également pour le soignant qui doit se ressourcer, s'adapter aux premières réactions de son patient. Ensuite, un suivi est proposé, éventuellement négocié, avec mesure et pertinence, c'est-à-dire dans l'intérêt du patient et sa réalité. Un suivi qui annonce au malade qu'il ne sera pas abandonné, qu'au-delà du programme de soins, plus ou moins lourd, il y a la disponibilité pour écouter les symptômes physiques, psychologiques, sociaux et spirituels par l'équipe soignante. Il s'agit là d'une visée qui ne peut pas rester théorique.

Notamment, les périodes inter-cures de soins de chimiothérapie, par exemple, sont souvent des moments de grande solitude, parfois terribles pour les malades, angoissants. Ces périodes pendant lesquelles les effets secondaires isolent encore plus : les douleurs, la fatigue qui prend souvent la forme d'un épuisement indescriptible, les autres symptômes digestifs, neurologiques, cutanés, cardiologiques, respiratoires, urinaires, psychologiques, etc. Des peurs intenses peuvent survenir avec ces effets collatéraux, ou isolément, la remise en cause d'un futur devenu de moins en moins imaginable, aggravent cette solitude, vécue comme un abandon de la part des soignants. Cette période inter-cure doit être investie par les soignants, tout comme celle, postcure, qui sépare la fin du traitement et l'évaluation de la maladie à distance (plusieurs semaines voire plusieurs mois).

Comment dire ? Du « tout dire » brutal au « rien dire » étourdissant, tout existe. La démarche du médecin sera éthique si elle prend en compte la complexité de la personne et de la situation, si elle s'appuie sur une réelle concertation pluridisciplinaire, si elle s'inscrit dans le temps du malade. De cette démarche médicale et de ce qui s'y dit, le malade construira sa réalité, celle qu'il désire, selon ce qu'il veut en faire mais aussi celle qu'il pourra élaborer en cohérence avec son histoire.

Les trois principales réactions psychologiques aiguës du malade

Elles semblent particulièrement fortes et fréquentes, plus ou moins en relation avec la méthode d'annonce : la sidération, le déni, le bouleversement émotionnel.

La sidération : lorsqu'un diagnostic de cancer ou autre maladie grave, symbolique de la mort, est annoncé à un patient, il va vivre une attitude de choc. Celle-ci comprend une sorte de paralysie de la compréhension, de la concentration et de la mémorisation. Or, bien souvent, à la suite de l'annonce, le médecin apporte une foule d'explications techniques voire statistiques qui le plus souvent se veulent rassurantes. Malheureusement, le malade étant en état de sidération, n'entend rien, ne retient rien. Le médecin pense avoir informé son malade et avoir tenté de le rassurer. Fréquemment, le malade n'a pas intégré et ce sera un soignant suivant qui s'en rendra compte, plus ou moins tard. Ce moment de choc est normal et il faut attendre un temps plus ou moins long, celui nécessaire au malade, pour reprendre la communication. C'est à lui de reprendre la parole, de rompre le silence respecté par le médecin, lequel reste vigilant afin de saisir le moment de disponibilité cognitive de son patient. Cela est exigeant, mais constitue un pilier de la qualité des soins.

La dénégation : le malade ayant reçu cette réalité en fait ce qu'il veut, ou ce qu'il peut. La dénégation, c'est l'attitude de certaines personnes à qui l'on a dit une réalité et qui vont adopter toutes les manières possibles pour y échapper, la nier, la transformer, la sous-évaluer, la nuancer, la minimiser… et qui vont se construire inconsciemment une réalité extrêmement différente de celle que le médecin leur a donnée. Ainsi, le déni d'un patient peut apparaître au décours d'une information qui prend la forme d'une réalité. Cette position de sécurité selon l'expression du Pr Schaerer, fondateur de JALMALV (Jusqu'à La Mort Accompagner La Vie), doit être respectée. Elle justifie de la part des soignants beaucoup d'attention et d'écoute du malade et de sa famille. L'objectif de ce soin est de maintenir une communication entre eux qui soit sincère et juste. La famille ne connaît pas forcément cette réaction psychologique qu'est le déni. Il nous appartient d'éviter l'édification d'incompréhensions, de silences ou de « persécutions inconscientes ».

Cette réaction du patient doit être comprise parce qu'elle correspond à un mécanisme de défense qui fonctionne probablement très bien et permet la maîtrise d'une angoisse envahissante. Ce mécanisme de dénégation est involontaire, inconscient et le malade va le garder jusqu'à ce qu'il soit capable d'intérioriser la réalité qu'il a entendue, en faire sa vérité. Parfois, il ne l'abandonne pas et traverse toute la maladie avec ce mécanisme. Il m'est arrivé de rencontrer des patients qui intègrent la réalité, l'assument puis au décours d'une aggravation, évoluent vers la dénégation jusqu'à la fin de leur vie.

Le bouleversement émotionnel : lorsqu'une annonce de gravité est faite à un malade, il ressent un bouleversement émotionnel qui peut être énorme. Confronté à des sentiments intenses et perturbateurs, il a besoin de les exprimer. C'est souvent pour épargner cet ensemble de colère, de révolte, d'agressivité, de tristesse, d'inquiétude et d'angoisse que le médecin voudra protéger son malade de la réalité. Il peut en être de même de la part des membres familiaux. Ainsi s'installe un mur de silence autour du malade. Parfois, le médecin n'a pas le temps d'écouter, d'accompagner cette réalité et préfère ne rien dire. D'autres fois, il ne se sent pas compétent pour l'écouter, ou, il se laisse gagner lui-même par des sentiments difficiles et, pour ne pas vivre sa propre perturbation émotionnelle, met également en place des mécanismes de défense. Il appartient aux soignants de connaître cette possible installation de mécanismes de défense.

Autant une réalité non partagée est une souffrance pour le malade et l'entourage, soignants ou famille, autant une réalité partagée peut être une occasion de maturation pour le médecin et les soignants.

Souffrance et dignité du médecin et de son malade

Ma carrière de soins m'a rendu témoin de multiples souffrances humaines, tant physiques que psychologiques, sociales et spirituelles. La souffrance incarne le mal, le négatif, le mauvais, l'indésirable, la chose à chasser, pourchasser, combattre, annihiler. La souffrance fait peur, engendre des réactions de défense, de protection selon le vécu et les représentations mentales de chaque malade mais aussi de chaque praticien.

Mais la souffrance ne peut-elle être que maléfique ? Certains médecins s'inspirent d'une philosophie orientale selon laquelle la souffrance appartiendrait au yin et le bien-être au yang. En fait, ces notions ne sont pas opposées dans le sens de l'une contre l'autre, elles sont distinctes et complémentaires, intriquées. Elles sont deux entités qui suivent le souffle originel à l'œuvre dans toutes choses, en opposition, chacune portant le germe de l'autre. L'une ne peut se concevoir sans l'autre, elles sont en relation d'interdépendance, d'engendrement et de mutation de l'un en l'autre.

Cette inspiration mérite un regard attentif.

Un concept nouveau est apparu au cours des dernières décennies : la souffrance du soignant, ce professionnel dont la mission est de soigner afin de diminuer voire d'annuler les souffrances de l'autre. Ce soignant qui prend conscience que l'exercice de sa mission peut le faire souffrir. Pierre Canoui[1], psychiatre, a réalisé son travail de thèse d'éthique sur ce syndrome d'épuisement professionnel chez les soignants. Il a publié plusieurs ouvrages sur ce problème contemporain.

Après avoir tenté d'approcher ce qu'est la souffrance, nous aborderons les notions de dignité puis de responsabilité morale du médecin généraliste.

De quelle souffrance parlons-nous ? Le médecin et l'infirmier (ère) ont été formés, modelés pour prendre en charge la souffrance physique, corporelle, charnelle, un peu comme si cette chair souffrante n'appartenait plus à une personne. De ce fait, la souffrance de la psyché est rarement prise en compte par les soignants du corps. La tendance est alors de la refouler vers le psychiatre, le psychologue ou autre spécialiste à distance, hors de la scène médicale.

La souffrance sociale est considérée comme n'appartenant pas au champ d'intervention du médecin.

Quant à la souffrance spirituelle - la spiritualité étant cette expérience strictement personnelle, intime, non codée, en rapport avec notre singularité, ce souffle de vie fait du sens et de la quête de sens, du développement des valeurs et de la vie intérieure - elle réside encore dans le déni du monde médical. Depuis l'amalgame avec la sorcellerie ou autre magie jusqu'au refus de s'occuper de ces bondieuseries, les médecins et autres soignants, psychologues inclus, n'entendent pas se pencher sur cette dimension de la santé. D'ailleurs, l'OMS a pris la précaution, en 1947, d'éviter l'inclusion de cette dimension dans sa définition de l'état de bonne santé. Écouter, observer nos malades nous permet de constater simplement cette souffrance spirituelle dont les soins ne peuvent se réduire à une escalade médicamenteuse. Ouvrir un espace de parole au patient, dans la neutralité, constitue le premier soin à apporter à cette souffrance. Cela peut suffire.

Ainsi la souffrance n'est pas singulière, elle s'inscrit dans des dimensions à la fois distinctes et intriquées. Comment entendre la souffrance morale, sociale ou spirituelle d'un malade s'il est prisonnier dans un corps douloureux ? Comment accompagner un malade dans un travail psychologique ou spirituel s'il est désocialisé ? La responsabilité morale du médecin repose en premier lieu sur la qualité de présence qu'il offre à son malade, sur le regard humain qu'il porte sur lui et sur sa dignité. Ainsi, c'est une « compétence humaine » du médecin qui lui permet d'accéder à ces différentes facettes de la souffrance des malades.

Deux principales significations au terme « dignité », comme des pôles extrêmes, peuvent être données.

La dignité au sens socio-politique, la dignité des dignitaires, dite dignité bourgeoise par Éric Fiat[2]. Elle est relative à l'échelle des honneurs décernés dans une société. Elle n'est pas inaliénable, peut être retirée en même temps que la fonction.

La dignité au sens moral, en revanche, est absolue, inaltérable, dite dignité morale, kantienne[3]. Nul être humain ne peut la perdre, quels que soient ses actes ou ses conditions de vie.

> *« Dans le règne des fins, tout à un prix ou une dignité. Ce qui a un prix peut être aussi bien remplacé par quelque chose d'autre, à titre d'équivalent ; au contraire, ce qui est supérieur à tout prix, ce qui par suite n'admet pas d'équivalent, c'est ce qui a une dignité (...).*
>
> *Ce qui constitue la condition qui seule peut faire que quelque chose est une fin en soi n'a pas seulement une valeur relative, c'est-à-dire un prix, mais une valeur interne, c'est-à-dire une dignité. Or la moralité est la condition qui seule peut faire qu'un être raisonnable est une fin en soi (...) ».*

Cette dignité absolue, qui est liée au statut d'être libre, moral et responsable de l'homme, est réaffirmée dans la Déclaration des droits de l'homme de 1948 dans son article 1er : *« Tous les êtres humains naissent libres et égaux en dignité et en droits. Ils sont doués de raison et de conscience, et doivent agir les uns avec les autres dans un esprit de fraternité ».*

L'usage aujourd'hui, selon le spectre d'un droit de mourir dans la dignité, oppose dignité et indignité, dignité et perte de dignité, dignité et détérioration du corps abusivement nommée dégradation de la personne. Ne passe-t-on pas aujourd'hui, plus ou moins consciemment, du sens médical de « détérioration » de l'état de santé, au sens moral de « dégradation », c'est-à-dire d'avilissement, de déchéance et donc de perte de dignité bourgeoise ? N'entend-on pas souvent les expressions : *« mieux vaut mourir que de subir les dégradations qu'engendrent la maladie ou le vieillissement »* ou encore *« je ne sers plus à rien, je suis un poids pour les autres, à quoi bon vivre encore ? ».* De tels propos expriment une souffrance complexe, physique, psychologique, sociale, spirituelle dans laquelle une ou plusieurs dimensions de la dignité sont touchées, blessées ; non seulement la dignité socio-politique à travers la perte de certains statuts sociaux, la présentation d'un corps qui se distancie des critères de beauté actuels, l'obsolescence des valeurs socio-professionnelles, mais peut-être aussi la dignité morale par une atteinte profonde de l'être dans son immanence, voire sa transcendance.

L'astrophysicien et philosophe Aurélien Barrau écrit : *« Aujourd'hui la dignité s'oppose de plus en plus à la déchéance, tant physique que morale, mais aussi par extension à la souffrance intolérable et à la dégradation de la conscience. L'indignité c'est la perte incontrôlée de ses « fonctions », et par là la perte de la relation de soi à soi et aux autres [...] Dans une société comme la nôtre, largement dominée par l'image [...] et par l'apparence, il va désormais s'agir de sauver une dernière vision : celle de l'individu [...] libre dans sa mort comme dans sa vie ».*[4]

Si la dignité de la personne humaine est, nous l'avons vu, blessée par la maladie et tout ce qu'elle véhicule, qu'en est-il de la dignité de la personne ? Quel est le fondement de cette dignité ? Est-elle réductible au corps physique ?

Il est certain que l'amputation d'un membre, la perte des cheveux, les mauvaises odeurs sous chimiothérapie affectent l'être humain dans sa dignité. Si la vie biologique des animaux est proche de celle des êtres humains, celle-ci ne suffit pas à fonder la dignité de l'homme. Il en est de même pour la vie psychique qui rend compte des affinités ou des heurts de personnalités mais dont on pressent qu'elle n'est pas le ressort ultime de notre dignité. Un malade blessé dans son affectivité sensible par un contexte de soins perçu comme angoissant, ou celui dont on saute la chambre à la visite, est certes atteint dans sa dignité.

Cette dignité, reconnue pour être la qualité propre de l'homme, repose, pour beaucoup, sur la liberté et la responsabilité. L'homme souffrant peut se révolter, nier sa maladie, accepter son sort ou demander la mort. Si l'homme ne choisit pas de venir au monde, c'est pour lui une conquête essentielle de pouvoir décider quand et comment il sortira de ce monde. A défaut d'être bannie, la mort doit être maîtrisée disent les partisans du libre choix de la mort. Cet acte de choix de sa mort est-il donc l'acte suprême de la liberté humaine ? Est-il le dernier acte digne d'une personne dont la vie s'achève ? Cette liberté est-elle en l'homme quelque chose de radical ?

Parce qu'il revient en propre à la personne humaine de s'accomplir par un choix libre, il y a lieu de se demander si sa dignité réside dans sa liberté de choix selon **une dignité dite moderne**. Cette dignité qui passe de la passion pour l'égalité à la passion pour la maîtrise selon une conception discriminante et hiérarchisante de la dignité. Dans cette dignité moderne, il existe une revendication forte d'une égalité des hommes en droits et en dignité, et, en même temps, le bannissement des vieillards et des éclopés ayant perdus de la maîtrise.

Nous avons donc noté que pouvaient se décrire une dignité socio-politique, une dignité morale et cette dignité moderne.

Mais l'homme est un être de relation, un être de désir. Il a besoin de reconnaissance autant que d'eau et de pain pour accéder au sentiment de dignité. La reconnaissance ne fait pas la dignité mais l'accomplit. Le regard d'autrui ne peut altérer la dignité d'une personne. Autrui est un garant de cette **dignité relationnelle.**

Enfin, l'humanité est une et tout homme est digne de l'amour de Dieu. Tout homme est mon prochain. Le simple fait d'être homme donne une dignité, une valeur absolue et sacrée. C'est la dimension **monothéiste de la dignité.**

Ainsi peuvent être distinguées ces cinq facettes de la dignité : morale, socio-politique ou bourgeoise, moderne, relationnelle et monothéiste.

Le médecin - mais aussi les autres soignants - a un devoir de non-indifférence à l'égard de son patient. Chaque individu souffrant pose une question à l'autre, une question inévitable et fondamentale, qui est un appel à l'aide, un appel au secours, un appel à l'autre. La non-indifférence à l'autre est la source de la socialité car c'est la modalité première de toute convivialité. La dignité humaine que chacun possède vient de là. À cet endroit la responsabilité morale du médecin est totale, dans cette non-indifférence à l'autre, au-delà du corps, il est un soignant responsable et peut être en relation d'aide avec cette personne souffrante dite « le malade » dans le cadre d'une éthique de responsabilité.

Quelques tranches de vie de mes malades montrent un besoin d'altérité

Pierre est prostré au fond de son lit, il geint et pleure.

Sa femme m'appelle ce dimanche de printemps fleuri, lors de ma garde : *« Docteur, pouvez-vous venir lui faire une piqûre, il souffre vraiment trop ? »*

Je ne connaissais pas Pierre, âgé de 72 ans, qui souffrait d'un cancer de la prostate métastasé. Notre première rencontre se fait alors qu'il était déjà en phase avancée de sa maladie. J'ai mis en place un traitement antalgique efficace et laissé un courrier pour le confrère afin qu'il évalue la situation le lendemain.

Deux ou trois semaines plus tard, la femme de Pierre m'appelle et me demande de revenir voir son mari. Pierre ne souffrait plus guère du fait d'un traitement antalgique adapté, mais il pleurait sans cesse et elle ne savait plus quoi faire et dire.

Après avoir téléphoné à mon confrère, j'ai rendu visite à Pierre. Nous sommes restés un instant silencieux, le temps que je m'autorise à poser ma main sur la sienne. Alors, il émit un regard vers moi, inondé de larmes et suppliant. Aucun mot ne parvenait à sortir de sa bouche. Nous convenons que je revienne le lendemain.

À mon arrivée, Pierre était remonté sur ses oreillers, les yeux à peine humides. La rencontre a été assez longue. Il a retracé son chemin de vie, ses actes heureux et d'autres qui le furent moins.

Nous avons convenu que je garde secret le contenu de notre entretien à l'exception de son besoin de retrouver son frère avec lequel il était brouillé depuis deux décennies. Sa femme a cherché ce frère et lui a écrit en lui proposant de me téléphoner comme nous en avions convenu.

Les deux frères ont pu se réconcilier autour d'un pardon difficile. Quelques jours après, le confrère m'a informé que Pierre était calme, ne pleurait plus et... avait diminué la dose de morphine de moitié...

Madeleine me consultait de loin en loin pendant la durée du traitement de son cancer colique. Elle était traitée et suivie par un grand centre oncologique. Elle était très satisfaite de la qualité des soins médicaux qui lui étaient prodigués. Cependant, elle a désiré que je sois témoin d'un courrier qu'elle a adressé au directeur du centre afin de souligner la *« délétère absence de respect de la dignité due à la personne humaine »* dans ce centre. Ce courrier n'était absolument pas polémique, mais descriptif, argumenté, calme et posé. Elle y exprimait sa souffrance de ne pas être regardée comme une femme mais comme une maladie, un ensemble de marqueurs biologiques, d'images radiologiques ou scanographiques, parfois *« réduite à une perfusion qui passe à côté, à cette malade impiquable ».*

Un moment est venu où elle ne pouvait plus quitter son lit. Le maintien à domicile a été organisé autour d'une infirmière, de la femme de ménage, du mari et du médecin. Les trois filles se sont organisées pour se relayer auprès de leur mère.

Lors d'une visite, Madeleine m'a demandé, et ce fut la seule fois, la durée de vie qui lui restait. À ma question concernant ce qu'elle désirait faire de ce temps - que je ne pouvais pas chiffrer - elle me confia qu'il lui restait une seule chose à faire avant de se livrer à Dieu, c'était le partage de ses bijoux entre ses trois filles. Cela la tourmentait au point de l'agiter et d'inquiéter son mari. En fait, elle avait déjà fait ses choix, mais elle craignait de ne pas être équitable. Nous savions tous les deux que je n'étais pas compétent dans ce genre d'évaluation. Je l'ai donc conduite à exprimer le sens qu'elle donnait à ce partage, à ses bijoux. Ainsi a-t-elle pu exprimer son souhait de maintenir ces bijoux ancestraux dans la famille : *« Ce sont nos racines, notre identité. Plusieurs ont été construits par mon arrière-grand-père. Au-delà de leur valeur commerciale, ils sont porteurs d'une inestimable valeur généalogique ».* En fait, l'une de ses filles avait de sérieuses difficultés financières et Madeleine craignait qu'elle vende les bijoux. Nous avons convenu qu'elle pouvait en parler à ses trois filles et son mari réunis autour de cette question. Lors de cette rencontre, une de ses filles lui a assuré qu'elle achèterait les bijoux en possession de sa sœur si celle-ci devait les vendre. Madeleine est décédée trois jours après dans un sommeil calme.

Maurice a 57 ans lorsqu'il se présente à la consultation pour fatigue et nausées. L'examen met rapidement en évidence ce qui ne tardera pas à être confirmé : un cancer du foie. Lors de la deuxième consultation, l'histologie et la biologie suffisaient à confirmer l'hypothèse principale. Maurice a bien compris et la réalité diagnostique a été simple à annoncer. *« Vous me faites tout ce qui est possible, mais je désire connaître mes petits »* dit Maurice en parlant de ses petits-enfants.

Il existait des éléments permettant de prendre avis auprès d'un spécialiste pour évoquer la question d'un traitement chirurgical. L'espoir a été reçu par Maurice mais immédiatement il a exprimé une énorme culpabilité : *« J'ai trop bu, j'ai arrêté trop tard, c'est ma faute. J'espère que mes petits connaîtront quand même leur grand-père. »*

Anneliese a vécu deux années difficiles avec un cancer colique ayant justifié la mise en place d'une colostomie. Les difficultés tenaient dans les complications multiples et dégradantes qui imposaient d'incessantes souillures. Celles-ci étaient d'autant plus mal vécues par Anneliese qu'elles imposaient l'intervention de plusieurs personnes au niveau de son hygiène intime : l'infirmière, les aides-soignantes, l'aide-ménagère, le médecin et souvent la voisine. Ces complications entraînaient également des douleurs difficilement maîtrisables, une détérioration corporelle importante. Tous ces éléments choquaient au plus haut point cette femme qui était très attachée à la propreté corporelle, à la bonne tenue, la bonne odeur, la belle toilette. *« Je pue, je suis toujours sale, il faut me changer toutes les heures, je ne peux plus être habillée, je dois vivre nue et puante, c'est affreux. »*

Lors d'une visite, alors qu'elle était moins rétractée sur sa souffrance physique, elle m'a récité un magnifique poème de

Goethe, encadré, accroché sur un mur de sa chambre, face au lit. Bien que je ne comprenne pas l'allemand, j'ai ressenti un intense frisson pendant le temps où elle a dit ce poème, tant son intonation était dense et profonde. À la suite, nous sommes restés un instant silencieux. Elle était visiblement ébranlée par ce poème, les yeux fixés sur le plafond de la chambre. Elle a rompu le silence en me demandant d'appeler le pasteur. Quelques minutes après, elle s'est reprise en me demandant de ne pas le faire : *« ça va mieux ».*

Ces expériences vécues conduisent à s'interroger sur plusieurs besoins spirituels, ces besoins de l'esprit, de cet espace intime qui nous singularise, qui permettent d'être, de savoir que l'on existe, de poser les questions fondamentales dites existentielles. De nombreuses études ont décrit beaucoup de besoins spirituels[5, 6]. Arrêtons-nous brièvement sur ceux imagés par ces expériences vécues.

Pardon et réconciliation sont des domaines de souffrance spirituelle particulièrement fréquents. L'exemple de Pierre est significatif. La qualité de présence et d'écoute du médecin offre au malade la possibilité de se livrer, de se libérer. Tout en restant dans ses missions de soins, le médecin a la responsabilité morale de créer une relation d'aide adaptée à ses souffrances, de contribuer à recréer un lien bienfaisant. Nous avons pu mesurer l'efficacité sur la dose du médicament antidouleur.

Ce besoin de maintenir dans une famille un objet ou tout élément mobilier qui a traversé les générations, qui est imprégné de l'histoire et de l'odeur de chaque aïeul, comme s'il symbolisait une valeur testamentaire, prend souvent l'aspect d'une véritable souffrance lorsqu'il n'est pas satisfait. Madeleine nous en apporte un exemple caractéristique. Il appartient au soignant d'être à l'écoute, de diagnostiquer cette souffrance et proposer une aide à la mesure de sa compétence. L'écoute et la mise en relation des personnes impliquées constituent un soin.

La culpabilité est une souffrance humaine. Elle s'exprime parfois de façon simple et directe comme dans l'histoire de Maurice, dont nous avons parlé dans l'encadré. Parfois, son expression est beaucoup plus insidieuse, masquée. Elle peut prendre des aspects d'agressivité à l'égard du milieu médical accusé à tort ou à raison de n'avoir pas dépisté, diagnostiqué assez tôt la maladie, traité correctement, etc.

La recherche de cette souffrance spirituelle est nécessaire et fait partie de la prise en charge globale du malade. J'ai fréquemment remarqué l'absence d'efficacité des traitements médicaux, parfois lourds, infligés à un malade dont la culpabilité est trop rattachée, à tort, à un syndrome dépressif.

L'atteinte de la dignité corporelle, la souffrance sociale au sein de la communauté culturelle et religieuse dans laquelle Anneliese ne se retrouvait plus, constituent les deux principales souffrances spirituelles de cette femme. L'intégrité corporelle fait partie de la dignité sociale d'une personne. Les mauvaises odeurs, les sécrétions sales qui s'extériorisent, la pudeur blessée sont des souffrances intenses que les soignants doivent légitimer et prendre en compte. Anneliese ne demandait pas à mourir, elle demandait à vivre dans la dignité. Là réside le rôle des soignants, un rôle trop délaissé aujourd'hui du fait de la pénurie de professionnels, tous plus contraints par la course contre la montre. Les infirmières à domicile en sont conscientes, le plus souvent, et donnent de leur temps bien au-delà de leur rémunération. Elles sont trop souvent bien seules.

Pour conclure, empruntons quelques expressions à Bertrand Vergely[7] :

- « *Quand on souffre, on raisonne rarement sur sa souffrance. Et quand on raisonne sur la souffrance, c'est en général, que l'on souffre moins.* »
- « *Ce n'est pas la souffrance qui donne du sens à la vie, mais la vie qui donne du sens à la vie et éventuellement à la souffrance.* »
- « *Ce n'est pas parce qu'il y a de la souffrance que la vie n'a pas de sens, mais bien plutôt parce que la souffrance existe que la vie doit avoir d'autant plus de sens.* »
- « *N'oublions pas que la souffrance génère en l'homme social des bénéfices, que la souffrance soit une monnaie d'échange, un moyen de se racheter ou d'acheter ou qu'elle soit légitimée en développant une thématique de la souffrance libératrice (souffrons aujourd'hui, demain nous serons récompensés)* ».

La loi et les nouveaux regards sur la fin de vie

Postulons ensemble qu'il existe un nouveau regard ou de nouveaux regards sur la fin de vie.

Les vingt dernières années du XXe siècle ont vu réapparaître le soin en médecine, prendre soin, à côté des traitements curatifs. Du guérir fantasmatique, le médecin généraliste s'est discrètement orienté vers ce soin en renaissance. Alors que les moyens scientifiques et techniques en croissance exponentielle permettent de prendre en charge de façon plutôt performante les malades et leurs maladies, la notion de soin, soigner, prendre soin, se gomme actuellement du fait de la désertification médicale et de l'évolution sociologique des jeunes générations de soignants notamment. Le mouvement est loin d'être achevé. La décision médicale s'inscrit dans ce nouveau regard sur le soin. Et la sollicitude, le non-abandon doivent être pensés.

Mais, comment le soin est-il réapparu ? La mise en échec de la toute-puissance du médecin et de la médecine lors de la survenue du SIDA, l'interrogation, voire l'interpellation par les porteurs et malades du VIH (Virus de l'Immunodéficience Humaine), le mouvement associatif des malades et l'importation du concept des soins palliatifs en France, en constituent quelques étapes fortes. Le soin n'est plus la part laissée à l'infirmière. Soins palliatifs, soins dits « de support », soins de suite et de réadaptation, etc. sont de plus en plus investis par les médecins. Alors, le soin pose une nouvelle question au médecin, en partie dégagé de son fantasme de guérir : « comment décider ? »

À son tour, le législateur, notamment sous la pression des associations, s'insinue graduellement au cœur du soin. Tout d'abord en juin 1999[1], de façon timorée, en posant le principe sociétal de l'accès aux soins palliatifs pour tous. Puis la loi du 4 mars 2002[2] où l'intrusion est plus forte et touche à l'intime de la relation médecin malade : personne de confiance, refus de soins, place des associations de malades au sein des instances disciplinaires, preuve de l'information par le médecin, etc. Et puis la loi du 22 avril 2005[3], évaluée en décembre 2008, qui pose la primauté du patient, le droit de refuser l'obstination déraisonnable pour le malade et de l'accepter pour le médecin, et le principe du double effet, comme principes législatifs. En février 2016, une nouvelle loi, dite Claeys-Léonetti, met en place la sédation profonde et continue jusqu'à la mort ainsi que l'opposabilité des directives anticipées du malade. Ces deux dernières lois s'invitent fort dans l'intimité du soin en proposant, voire en imposant, **une démarche décisionnelle dite procédure collégiale** lorsque le patient n'a plus la capacité d'énoncer lui-même ses choix. Le médecin décide mais pas n'importe comment. Il doit suivre une démarche décrite dans la loi, reprise dans le code de déontologie médicale. Plusieurs outils sont à sa disposition, anciens pour la plupart, mais la procédure les hiérarchise : la parole du patient à travers les directives anticipées opposables, l'avis de la personne de confiance, de la famille, de l'équipe soignante. Et puis l'avis d'un voire deux médecins consultants et les réunions de concertation pluridisciplinaires sont également à sa disposition.

Forts de ce repère juridique, voyons comment la réflexion éthique nous guide pour améliorer nos pratiques.

Sur quels repères éthiques s'appuyer ?

Tous les grands textes éthiques et juridiques posent dès leurs premiers articles le caractère absolu du respect de la personne humaine, de la vie et de l'égalité des êtres humains en dignité et en droits :

La Déclaration universelle des droits de l'homme est formelle

Article 1 : « Tous les êtres humains naissent libres et égaux en dignité et en droits. Ils sont doués de raison et de conscience et doivent agir les uns envers les autres dans un esprit de fraternité. »

Article 3 : « Tout individu a droit à la vie, à la liberté et à la sûreté de sa personne »

Article 5 : « Nul ne sera soumis à la torture, ni à des peines ou traitements cruels, inhumains ou dégradants. »

La Convention de sauvegarde des droits de l'homme et des libertés fondamentales

Article 5 : « Toute personne a droit à la liberté et à la sûreté. Nul ne peut être privé de sa liberté. »

Article 9 : « Toute personne a droit à la liberté de pensée, de conscience. »

Article 10 : « Toute personne a droit à la liberté d'expression. Ce droit comprend la liberté d'opinion et la liberté de recevoir ou de communiquer des informations, des idées. »

L'Article 2 du Code de déontologie médicale : *« Le médecin, au service de l'individu et de la santé publique, exerce sa mission dans le respect de la vie humaine, de la personne et de sa dignité.*

Le respect dû à la personne ne cesse pas de s'imposer après la mort. »

Il n'existe pas de démarche médicale éthique sans prendre en compte la réalité du malade. La manière dont Sénèque, né en 4 avant Jésus-Christ et mort en 65 après, a su parler de « l'ami médecin » est très évocatrice du sens de l'accompagnement, de la solidarité et de la protection des droits fondamentaux de l'homme qui incombent à la médecine et ses acteurs. Est-ce encore vrai aujourd'hui ? Oui... Il faut le relire et s'en inspirer dans sa pratique. Oui, mais le mouvement sociétal actuel en faveur d'une « aide active à mourir », expression bien pudique pour cacher sa réalité euthanasique, ne pourra pas sauter à pieds joints au-dessus des principes éthiques sans conséquences humaines et sociétales dommageables.

Dorénavant, les actes médicaux majeurs doivent être réalisés sur la base de l'obtention d'un consentement libre et informé. Le devoir d'assistance doit par conséquent être articulé avec une notion de respect de la liberté et de l'autonomie individuelle. Dans le champ de la fin de vie, là encore, nous devons concilier respect de l'autonomie et accompagnement. La liberté individuelle s'enracine certes dans une singularité radicale. Néanmoins, que signifie une liberté sans solidarité, tant que cette seconde notion ne vient pas remettre en cause la première ? Cette réflexion éthique interdit toute forme de simplification excessive. Il s'agit d'entrer dans la complexité de la problématique avec ses contradictions, ses implications historiques, sociales, morales, philosophiques, théologiques.

Pour chaque patient se posent des questionnements spécifiques et particuliers, des déterminants intimes pour fonder ses choix, qu'il importe de considérer, c'est-à-dire d'en permettre l'expression et les entendre avec respect. La démarche médicale sera éthique si elle prend en compte la réalité du patient tout en entendant la parole des soignants, si elle intègre les temps du patient, le temps passé, le temps futur, le temps présent. Là se jouent les racines du sens que ce malade donne à sa vie, à sa maladie, à sa mort, à son éventuel au-delà.

La mort nous concerne et nous implique, tant individuellement que collectivement, pour soi et pour autrui. Emmanuel Lévinas[4] rappelle clairement aux médecins que « *Exister, sortir de soi, c'est s'occuper de l'autre, et de sa souffrance et de sa mort...* ». Pouvons-nous alors réduire le regard que nous avons sur notre mort à un égoïsme centré sur notre autonomie et notre dignité socio-politique, niant toute anthropologie et toute forme de souffrance ? Nous ne vivons pas en solitaire, mais ensemble. La notion de vivre ensemble prend racine et s'exprime dans l'humanisme, là où l'homme ne peut être un *homo economicus* réduit à son individualité, à sa productivité, sa force et sa beauté, à une « chair marchande ». Cet humanisme s'appuie pour une large part sur des valeurs d'hospitalité, quel que soit l'état physique, psychique et social de la personne. Le malade en fin de vie nous implique fondamentalement selon ces valeurs et sa dignité morale, au-delà de toute forme d'usure.

Notre dignité est inaliénable, indestructible, elle n'a pas de prix pour reprendre les mots d'Emmanuel Kant dans la *Métaphysique des Mœurs*. Au-delà de nos actes, bons et mauvais, au-delà et par-delà la maladie, la détérioration de notre corps, l'accident, la guerre, notre dignité morale ne souffre pas d'usure, elle ne cesse pas jusqu'à notre mort et au-delà, quelles que soient nos croyances ou nos idéologies. Il n'y a donc pas lieu de chercher là une quelconque argumentation à abréger sa vie et encore moins à tuer l'autre, c'est-à-dire l'image de nous.

« *Là où la mort se réduirait à la stricte fin d'un être, s'annonce la barbarie d'un monde déshumanisé* » soutient Roselyne Bachelot, ministre de la santé et des sports entre 2007 et 2010. Et d'ajouter : *« La question du droit des malades et la fin de vie, requiert la sérénité d'une réflexion d'où puisse naître un accord fondé sur la reconnaissance de valeurs communes. »*

L'information et le recueil du consentement du malade aux soins proposés sont deux notions éthiques d'une complexité aussi importante que fondamentale. Il y réside toute la conception ontologique, anthropologique et théologique de la personne humaine. Au-delà de cette problématique du consentement éclairé, un malade s'inscrit dans un environnement social et familial. Si l'entourage familial, amical et soignant estime que les conditions de vie du malade sont proprement invivables, alors il peut influer au point qu'il n'y a plus vraiment lieu de parler de consentement éclairé et de liberté de décision. D'une façon générale, nous ne sommes pas vraiment autonomes, libre de choix. Acceptons de dire que nous sommes dépendants d'autrui. En même temps, autrui ne peut-il être qu'une menace ? Dans ma pratique, faire référence à un consentement éclairé soulève des difficultés considérables en général, dans cette période de la vie en particulier. En dernière instance, c'est l'honnêteté dans la relation avec le malade et la compréhension de ses réalités qui compte.

Du respect de la primauté du patient à la décision médicale

La loi Léonetti, en 2005, proscrit, dans son article 1er, l'obstination déraisonnable. Cette interpellation est essentielle, l'essence même de l'art médical. Un art délicat où il s'agit de s'élever au-dessus des sciences et des techniques, sans les mépriser, en les englobant, pour mieux s'interroger sur l'intentionnalité et la proportionnalité de nos décisions, de nos actes, sur la primauté du patient. Si l'intentionnalité nous concerne intimement en tant qu'être humain et être professionnel, la proportionnalité fait appel au groupe, à la société et ses valeurs. Alors, en effet, le médecin ne peut plus exercer son métier selon une seule éthique de conviction. C'est en ce sens aussi que cette loi donne droit aux malades qui le souhaitent de recevoir les traitements palliatifs visant à soulager leurs douleurs, à apaiser leurs souffrances. Notons tout de même que ces notions étaient écrites dans la circulaire Larroque de 1986, qui, de plus, précisait la nécessité de prendre en charge la souffrance spirituelle. Deux histoires vécues explicitent cet énoncé. Fort est de constater que les gouvernements successifs n'ont jamais œuvré pour un accès aux soins palliatifs pour tous comme le posait la loi de juin 1999. Aujourd'hui, on assiste à la fermeture d'unité de soins palliatifs alors que leur nombre est tellement insuffisant. Une nouvelle loi est en préparation afin de favoriser cet accès aux soins palliatifs et anti-douleurs, adapté aux besoins de la population. En attendant un vote favorable éventuel, en 2025, puis son éventuelle application, beaucoup trop de malades souffrent et meurent, encore, dans des conditions déplorables aujourd'hui.

La primauté du patient et l'obstination déraisonnable

Sylvie *a 42 ans lorsque son cancer de l'ovaire est découvert en 1994.*

Je la connais depuis 4 ans pour son suivi médical. Elle a 3 enfants dont l'aîné lui pose de très gros problèmes. Elle est typiquement le pilier de cette maison pleine d'hommes, bien masculins dans leur comportement. Elle s'occupe de sa belle-mère, seconde femme de la maison, depuis un an, qui présente des éléments démentiels paroxystiques.

Le traitement du cancer de l'ovaire de Sylvie a été chirurgical puis chimio thérapeutique. Le chirurgien lui a dit qu'il avait tout enlevé, l'utérus, les ovaires, mais qu'il restait un peu de tissus mauvais que la chimio devrait faire fondre avant de réopérer. La chimio a été plus ou moins bien tolérée, mais le bilan de fin de traitement a montré son échec. Une seconde chimio a été proposée. La tolérance a été médiocre et l'échec en termes d'efficacité a conduit l'équipe à renvoyer Sylvie à son domicile aux bons soins de son médecin traitant. Écarté des prises de décisions hospitalières, le médecin généraliste découvre une patiente épuisée avec une lettre de sortie indiquant le retour à domicile pour soins palliatifs. Le traitement comprenait : paracétamol et alprazolam à la demande (un antidouleur de classe I et un anxiolytique).

Un réajustement thérapeutique a été fait sans délai afin de soulager Sylvie qui se plaignait intensément de son ventre, sa tête et son âme. Le mari et les enfants sont peu présents, mènent leur vie professionnelle, scolaire et associative.

Sylvie s'améliore durant le printemps, reprenant quelques activités ménagères. En juillet, elle se dégrade subitement au point de devenir grabataire. Je la visite avec mon associé et mon interne avant de partir en congé. Je ne pense pas la revoir à mon retour.

À ma grande surprise, Sylvie émerge de son lit, guérit de ses escarres grâce aux bons soins de son mari à qui j'avais clairement expliqué la situation en juillet. En septembre, elle marche 400 m au bras de son mari, à l'extérieur de la maison. La belle-mère a été institutionnalisée en accord avec le mari.

En octobre, Sylvie me demande simplement s'il n'est pas temps d'enlever ce qui reste dans son ventre de sa saloperie. Je l'en dissuade. Elle me demande alors de reprendre la chimiothérapie car elle ne veut pas garder cela dans son corps. Son mari et les deux jeunes fils (16 et 19 ans) sont présents. Nous décidons de faire un bilan à minima (biologie, écho et scanner) puis interroger le cancérologue. Le bilan est étrangement stable c'est-à-dire sans plus d'envahissement qu'en début d'année. Le confrère cancérologue est défavorable à ce genre d'obstination déraisonnable, mais propose de soumettre le dossier au comité thérapeutique. À ma grande surprise, une chimiothérapie palliative a été décidée par le comité sans autre examen clinique ni complémentaire de la patiente.

J'ai provoqué une réunion chez Sylvie, en sa présence, celle de son mari, de mon interne, l'infirmière et moi-même. Après une longue discussion pesant les risques de la reprise du traitement, Sylvie a réitéré sa demande. « Je ne veux pas vivre avec cette saloperie dans mon corps ».

Dès la première séance les effets secondaires ont affaibli Sylvie. La seconde l'a couchée. Elle est décédée chez elle, entre son mari et ses enfants, un mois après la reprise du traitement. Son visage était détendu.

***Lucien** a 88 ans lorsque le gastro-entérologue arrête la chimiothérapie lors d'une consultation. Lucien m'en informe. Nous sommes en 2004, au printemps. Il n'est pas mécontent car il en a marre des effets secondaires. Au téléphone, le gastro me dit « il est fichu. Si tu as un problème, tu me le renvoies et je l'hospitalise ».*

Lucien a un fort caractère, ancien grutier, il est « couvé » par sa femme et leur troisième fille, 50 ans. Les aides à domicile sont refusées par Lucien qui ne veut être soigné que par sa femme et l'infirmière pour les soins médicaux.

Je le visite régulièrement. Il a décidé de finir sa vie chez lui. Il dort dans son relax, en position demi-assise. « Dans mon lit, j'étouffe » me dit-il.

L'aggravation s'installe progressivement. En septembre, je le visite tous les jours du fait de douleurs fluctuantes de désafférentation sciatique (tassements vertébraux liés aux métastases), d'œdème des membres inférieurs compressifs importants, d'épisodes de dyspnée, d'angoisses.

Ce jeudi d'octobre, je pars tôt le matin pour un colloque de soins palliatifs. Pendant ma communication, mon téléphone vibre dans ma poche. Dès la fin de ma présentation, j'écoute ma boîte vocale. C'est l'infirmière. Sa voix me paraît chevrotante. J'appelle. Elle répond :

« Lucien va mal. Il respire vite, n'a pas pissé de la nuit ». Je suis surpris car l'infirmière avait participé à plusieurs discussions avec Lucien, sa femme, sa fille et moi. Nous avions décidé de maintenir Lucien à domicile selon sa demande jusqu'au bout. Nous discutons un bon quart d'heure au téléphone. Elle semble rassurée. Nous décidons de renforcer le traitement de Lucien.

En rentrant, le soir, je passe à son domicile. Il n'y a personne. J'appelle l'infirmière. Elle a craqué et fait hospitaliser Lucien. Il est mort dans l'ambulance au milieu de la forêt.

Dans notre pratique, l'application de la loi Léonetti renvoie notamment au principe du double effet, à la question du suicide assisté, à l'arrêt des traitements à visée curative, au dossier médical légitimant la décision. Voyons ces différents concepts.

Le principe du double effet tient aux risques que prend le médecin, avec le consentement de son patient, lorsqu'il augmente le dosage des médicaments, à visée antalgique notamment. Ce principe se pose lorsque le patient est en phase terminale de sa vie et qu'il est insuffisamment soulagé de ses douleurs. L'adaptation des doses des traitements antalgiques a pour but de soulager le malade mais il peut également écourter la phase terminale de sa vie. L'intentionnalité du médecin est le soulagement du malade, conscient des risques liés à l'augmentation des doses du médicament. Ce principe est inscrit dans le texte de la loi Léonetti, en 2005, alors que les principales religions monothéistes rencontrées en France (catholicisme, islamisme, judaïsme) ainsi que le bouddhisme l'ont posé, dès 1991 pour la conférence épiscopale des évêques de France. Il s'agit donc d'une juste inscription dans le droit français de cette légitime demande de la société civile, qui dépasse les mouvements religieux. La décision d'administrer un traitement, dans l'intention de soulager une souffrance proportionnelle à la situation singulière d'un malade, repose sur une démarche édifiée à partir de repères éthiques fondamentaux dont la bienfaisance et la non-malfaisance. La survenue de la mort comme conséquence possible, mais incertaine, d'une décision antalgique éthiquement fondée, fut-elle envisageable, ne permet pas d'assimiler cette conséquence à un geste euthanasique. Un juste moyen de lutte, consenti, contre une souffrance maximale et rétive chez un malade en phase terminale de sa vie, ne s'inscrit pas dans la même catégorie que l'administration intentionnelle d'un moyen létal. Au-delà de l'étymologie, euthanasie signifie bien donner la mort intentionnellement.

La question du suicide assisté ne peut en aucun cas s'inscrire dans une relation d'aide. Collaborer d'une quelconque manière à un suicide contribue à réduire la personne à sa douleur, à l'y enfermer et en faire une question obscène (hors de la scène). Une demande de suicide de la part du malade, impose deux démarches pratiques. La première consiste à s'interroger sur la demande du malade, mourir, ne plus vivre avec cette souffrance, être écouté et pris en considération voire reconnu, ne pas être réduit à son état de mourant ou de mort en survie interminable, ne pas être abandonné, etc. La seconde nécessite de reprendre, selon une éthique de la compétence, la démarche diagnostique à partir de ce symptôme et de la souffrance dans le but de soulager le malade, de lui permettre de vivre dans une certaine paix de ses organes, de son psychisme. La personne malade doit bénéficier d'une sollicitude qui ne se résume pas à l'inventaire de droits souvent trop théoriques. Il importe de lui reconnaître une place, une position, un rôle qui le confirment dans ses sentiments d'appartenance, d'estime de soi, de considération. Faute de quoi sa destitution ou sa mort sociale ne peuvent que l'inciter à exiger le coup de grâce, à demander la mort. Une telle demande ne peut être banalisée, simplifiée. La réponse ne va pas de soi. Qui demande réellement ? Quelle est la demande ? Quelles sont les causes, voire les explications à cette demande ?

Dans l'état d'Oregon aux Etats-Unis, depuis le 27 octobre 1997, le suicide médicalement assisté consiste en la prescription par le médecin du malade, dont le pronostic de vie est inférieur à six mois, d'un traitement létal, la « kill pilule », à prendre lui-même, le moment venu. Ce système exclut les personnes ne pouvant pas avaler des comprimés. Cependant, 40% des personnes disposant d'une telle ordonnance ne l'utilisent pas, comme si le droit reconnu à ce suicide suffisait ; un tiers de ceux-là n'utilise pas le médicament. Aujourd'hui, dix États américains disposent d'une loi en faveur du suicide assisté.

En Suisse, il est organisé par des associations, concerne des personnes capables de discernement, pour moitié étrangères à la Suisse. Les dérives ont fait l'objet de plusieurs études scientifiques qui rapportent, entre autres, que les raisons physiques liées à une maladie grave et incurable sont loin d'être prédominantes ; un quart sont des personnes dépressives, un tiers des malades souffrant de douleurs chroniques rhumatismales. La Suisse partage avec la Belgique une déficience de contrôles.

L'arrêt des traitements utilisés à visée curative constitue une décision qui ne sera éthique que si la démarche en amont est éthique, dans le respect de la personne et d'autrui. Il n'existe pas de protocole pour l'arrêt d'un traitement dans ce contexte. Il ne peut pas en exister. Une telle décision ne peut s'entendre que dans un contexte d'intensification des soins de confort et d'accompagnement du malade et de sa famille, au sens global, par une équipe investie. C'est au sein de celle-ci que la mort doit être resocialisée, que doivent se partager les doutes, les réflexions, les repères éthiques, les décisions.

Cette décision d'arrêt des traitements, comprenant ou non l'alimentation et l'hydratation, justifie d'être repensée au décours de chaque événement nouveau. Il n'est pas écrit, dans la loi d'avril 2005, que la procédure collégiale ne soit menée qu'à un moment unique de l'histoire du malade. Elle peut être reprise, revue à l'aune d'un événement intercurrent. De même, elle n'entraîne pas avec elle d'autres décisions médicales qui peuvent être curatives, par exemple le traitement d'un ongle incarné responsable de douleurs aiguës. Il est justifié de pratiquer un traitement adapté et non d'augmenter les antalgiques pour une telle douleur. Il en est de même d'un abcès dentaire.

Les soins palliatifs sont des soins actifs au cours desquels le « laisser mourir », « administrer la mort » n'ont pas de place. Il s'agit de soigner, prendre soin, enfin accompagner la personne jusqu'au terme de sa vie. Il ne s'agit pas d'« aide active à mourir » qui ne peut s'assimiler à un soin, mais correspond à un homicide.

Cependant, la société poursuit la discussion sur la fin de vie et s'interroge sur ce que pourrait être une situation exceptionnelle conduisant à abréger la vie d'un malade. Souhaitons que tous les repères éthiques soient pris en compte, vraiment tous, selon une visée bienfaisante, solidaire et équitable pour chacun et pour autrui, sans oublier les médecins prescripteurs et les soignants effecteurs.

Le dossier médical posé comme légitimation de la décision, quelle qu'elle soit : la loi souligne à plusieurs reprises de notifier dans le dossier médical du patient les éléments de la prise de décision. Cette transcription doit être datée et signée. Le nom de l'auteur de la rédaction doit donc être mentionné de façon lisible mais les coordonnées des personnes ayant participé aux discussions doivent également être notées. Il est essentiel de garder l'ordre chronologique de ces notifications, sans jamais revenir en arrière pour modifier une note. Si un correctif doit être apporté, il sera rédigé à la date de cette décision de corriger la mention précédente. Ce dossier médical répond à des prescriptions juridiques générales qui doivent être respectées, notamment celles concernant la confidentialité et la protection des données. Bien au-delà de la parole, ce document constitue la base des contrôles et autres enquêtes, le cas échéant.

La loi ne clôt pas la question et engendre une dynamique de discussion

Dans les suites de l'affaire Vincent Humbert, le législateur devait produire une loi qui fasse consensus. La question de la fin de la vie apparaissait enfin comme essentielle et urgente. La société devait prendre position en ce début de siècle. Monsieur Léonetti a auditionné un très grand nombre de personnes, experts, professionnels, institutions, associations et sociétés savantes avant de construire la loi du 22 avril 2005, votée à l'unanimité au Parlement. L'exception justifie de le souligner. Cependant, elle ne prétendait pas clore le débat, comportait des limites, suscitait le doute et la discussion, ne pouvait répondre à toutes les situations.

Ce débat est revenu au Parlement moins de dix années après permettant le vote d'une nouvelle loi, en février 2016, dite loi Claeys-Léonetti.

Aujourd'hui, ces lois justifient-elles de rouvrir le débat sur la fin de la vie, et, si oui, sur quels sujets ? Nous allons approcher respectivement différents points.

Les limites de la loi : bien que rares, des cas extrêmes continuent à poser questions. Lesquelles ?

Nous sommes bénéficiaires et quelque peu tributaires des magnifiques progrès accomplis dans le champ de la santé. Collectivement, nous allons vivre de plus en plus longtemps, avec des maladies de plus en plus complexes, de nouvelles maladies. Vers quel avenir allons-nous ? L'usage de la modernité médicale mérite réflexion. Elle l'est en premier lieu par les personnes malades. Que signifie une survie accrue au détriment de la qualité de vie ? Qui décide de la qualité d'une vie ? Comment penser la distorsion du temps pour le malade, ce temps présent qui est le seul qu'il est certain de vivre, mais à son rythme, en le densifiant, temps présent bien différent de celui du soignant, piégé dans un agenda truffé de contraintes.

Comment envisager la mort ou plutôt « la vie jusqu'au bout » au présent ? Que signifie une demande de mort ? Il n'appartient pas à la médecine d'injecter une substance létale à une personne inconsciente parce qu'il n'y aurait pas d'autre option dans l'état actuel de la science. De plus, les situations extrêmes justifiant de telles demandes sont disparates. Elles sont parfois si radicalement singulières que le débat sur les principes s'en trouve presque insurmontable.

Reconnaissons qu'il existe encore des situations dans lesquelles un soulagement de la douleur ou de la souffrance est inaccessible. Que signifie, *a contrario*, l'accompagnement là où la douleur a vocation à croître jusqu'à des niveaux insoutenables ? Si une législation plus poussée vers une « aide active à mourir » devait être conçue, **elle ne pourrait qu'être très circonstanciée et restreinte aux cas où, à l'évidence, aucun soin et accompagnement ne saurait rendre la vie supportable. Elle ne pourrait exister qu'après la création effective de toutes les conditions permettant l'accès aux soins de confort et d'accompagnement de qualité pour tous.** Par ailleurs, un système de contrôle réel et efficace devrait être inclus dans cette nouvelle loi.

En tout état de cause, nous ne pouvons nier que la médecine est particulièrement sollicitée aujourd'hui à cause de limites évidentes dans l'accompagnement. Quand la médecine n'arrivait pas à guérir, elle accompagnait beaucoup. Aujourd'hui, nous nous trouvons dans le schéma inverse. Or, certaines affections demeurent inguérissables, et la médecine n'accompagne souvent que très peu. Globalement, notre incapacité à accompagner correctement les personnes les plus vulnérables se manifeste de façon très aiguë lorsque la vulnérabilité s'inscrit dans un contexte de fin de vie.

Dans le concert médiatique actuel émergent difficilement les difficultés médicales, socio-économiques, éthiques d'offrir des soins palliatifs organisés à des malades souffrant de la maladie d'Alzheimer. Cette maladie n'est pas antalgique. Elle ne dispense pas de la douleur chronique cancéreuse ou autre, même si les malades ne peuvent pas l'exprimer par des mots. La formulation du 29 janvier 2010 de l'article 37 du code de déontologie médicale apporte une légitime contribution au meilleur soin pour ces malades :

« III. - Lorsqu'une limitation ou un arrêt de traitement ont été décidés en application de l'article L. 1110-5 et des articles L. 1111-4 ou L. 1111-13, dans les conditions prévues aux I et II du présent article, le médecin, même si la souffrance du patient ne peut pas être évaluée du fait de son état cérébral, met en œuvre les traitements, notamment antalgiques et sédatifs, permettant d'accompagner la personne selon les principes et dans les conditions énoncés à l'article R. 4127-38. Il veille également à ce que l'entourage du patient soit informé de la situation et reçoive le soutien nécessaire ».

Le doute et la loi : il n'est pas concevable de produire une loi qui doute, mais la réalité engendre une dynamique de discussion. La loi du 22 avril 2005 suscite le doute, c'est-à-dire la réflexion éthique, à travers une démarche elle-même éthique dans des cas de figure très singuliers. La décision, qui sera le compromis le moins mauvais, peut alors être considérée comme éthique au moment où elle a été construite.

Les malades en fin de vie forcent le doute, à la fois individuel et collectif, sur la signification de la mort, le sens que chacun donne à ce moment particulier car unique et éminemment intime du mourir.

Une société a la mort qui lui correspond, exact reflet de sa culture. La fin de l'homme ne sera-t-elle pas à la lumière de ses origines et de ses racines ? Avec la mort, c'est un enjeu de civilisation qui se joue. Dans quelle société voulons-nous vivre ? Dans quelle société voulons-nous mourir ? Au-delà du questionnement de nos institutions et de l'organisation médicale du soin, du lien avec le monde médico-social, nous sommes conduits à interroger le sens de l'unicité de la personne humaine.

Les lois de 2005 et 2016 apportent-elles des réponses à toutes les situations ? Pour s'assurer de l'étendue des réponses apportées par la loi, il est souhaitable qu'une procédure d'évaluation recense les situations de fin de vie qui posent un problème ou les difficultés concrètes de sa mise en œuvre. Une évaluation a été faite en 2008 pour la première, en 2023 pour la seconde. La première a bien confirmé la méconnaissance de la loi par les professionnels de santé. Mais, même connue, une loi doit-elle clore une question aussi complexe et grave que celle de la fin de la vie ? Un comité de suivi et d'évaluation des soins palliatifs a été créé à l'issue de cette évaluation de 2008. Il a également permis la création d'un congé d'accompagnement pour l'aidant[7]. La seconde confirme une offre de soins palliatifs insuffisante, une culture palliative pauvre chez les soignants et les patients.

Ces lois répondent à la grande majorité des situations de fin de vie, et les malades, dans la plupart des cas, ne demandent plus à mourir lorsqu'ils sont pris en charge correctement. **Elles ne répondent pas aux situations dans lesquelles le pronostic vital n'est pas engagé à court terme. C'est sur cette question que devra se positionner le législateur dans les années à venir.** Elle concerne également la situation des personnes qui ont perdu leur autonomie physique et cognitive ainsi que les enfants polyhandicapés à la naissance, pas obligatoirement en fin de vie.

Toutes ces situations interrogent, y compris au regard du principe de dignité. Mais ce ne sont pas des questions relatives à la fin de vie. Que ces situations soient débattues dans l'opinion est légitime mais il est indispensable de nommer les problèmes que posent ces questions : quelle place pour les personnes âgées désorientées, pour les enfants gravement handicapés, pour les personnes dont le pronostic vital n'est pas engagé et qui demandent à mourir ?

Ces questions renvoient au type de société que nous voulons ainsi qu'aux règles sociétales auxquelles nous nous référons. Mais elles ne touchent pas à la manière dont sont traités les patients en fin de vie.

M. Léonetti nous dit *« Nous comptons bien nous battre contre la culture de l'instantané, la médiocrité et la médiatisation caricaturale des tragédies individuelles. Nous nous battrons encore contre le compassionnel larmoyant. Une loi ne combattra pas à notre place car, en dernière instance, c'est une certaine idée de l'homme qui est en cause. Tant que nous serons en mesure de la transmettre et de la faire vivre, auprès des malades, nous n'échouerons pas. »*

En somme, aujourd'hui, la France propose à ses partenaires européens une alternative crédible et raisonnable aux législations hollandaise et belge où l'euthanasie est légalisée. Le respect de la volonté libre du malade, sa primauté dans la décision et une éthique de la responsabilité médicale marquent cette alternative basée sur la confiance.

Elle s'inscrit dans une éthique qui explicite que nul ne peut décider du bien pour autrui. Porteuse d'une volonté de paix face à la violence qui porte en soi l'idée même de la mort, notre capacité à réfléchir et à donner sa confiance préserve la vie.

Références bibliographiques

Les limites du médecin en cohérence avec son humanité

1- Malherbe J.-F. *Homicide et compassion. L'euthanasie en éthique clinique.* Médiaspaul.1996.

2 - Jeffrey D. *Jouissance du sacré. Religion et postmodernité.* A. Colin. 1998.

3 - Balint M. *Le médecin, son malade et la maladie.* Payot. Bibliothèque scientifique. 1988.

4 - Carrère E. *D'autres vies que la mienne.* Folio, P.O.L. 2009.

5 - Ferry L. *Qu'est-ce qu'une vie réussie.* Grasset, 2009.

6 - Anis A.H., Guh D.P., Lacaille D., Marra C.A., Rashidi A. A., Li X., et al. « *When patients have to pay a share of drug costs : effects on frequency of physician visits, hospital admissions and filling of prescriptions* », CMAJ, Nov 2005. 22 ; 173 (11) : 1335-40.

7 - Gasquet I, Villeminot S, Dos Santos C, Vallet O, Verdier A, Kovess V, Hardy-Baylé MC, Falissard B. *Adaptation culturelle et validation d'un questionnaire de satisfaction des usagers du système de santé français,* Santé Publique. 2003.

8 - Chabot J.M. *Performance et maîtrise des risques.* HAS septembre 2011.

9 - Kant E. *Les fondements de la métaphysique des mœurs* ; Paris : Delagrave, 1785.

10 - Jonas H. *Pour une éthique du futur* ; Paris : Rivages Poche, 1998.

11 - Comte Sponville A. *Valeurs et Vérités* - Études cyniques. PUF, 1994.

12 - Comte-Sponville A. *L'esprit de l'athéisme. Introduction d'une spiritualité sans Dieu.* Albin Michel. 2006.

13 - Lecourt D. *Georges Canguilhem.* Collection « Que sais-je ? », PUF, 2008, 126 pages.

14 - Ricœur P. *Soi-même comme un autre.* 1990, rééd. Seuil, coll. « Points essais », 1997.

Sortir de la toute-puissance médicale pour tendre vers le soin centré sur le patient

1 - Balint M. *Le médecin, son malade et la maladie.* Bibliothèque scientifique Payot. 1988.

2 - Hémon L. *Maria Chapdelaine.* Grasset, 1924

Réalité et vérité en médecine. De quoi parlons-nous ?

1 - Code *de déontologie médicale.* Décret n° 95-1000 du 6 septembre 1995. www.legifrance.gouv.fr.

2 - Buckman R. *S'asseoir pour parler. L'art de communiquer des mauvaises nouvelles aux malades.* Inter Éditions 1994.

Souffrance et dignité du médecin et du malade

1 - Canoui P. *Le burn out à l'hôpital. Le syndrome d'épuisement professionnel.* Elvesier Masson. 2008.

2 - Kant E. *Les fondements de la métaphysique des mœurs.* Vrin, 1980 ; 112-3.

3 - Barrau A. *Quelle mort pour demain ?* L'Harmattan. Paris, 1992, cité par P. Verspiren, in Laënnec, p10.

4 - Marmet. T. *Éthique et fin de vie.* Erès. 1997.

5 - Rougeron C. *Spiritualité, éthique et malade en fin de vie.* CR Ed. 34 rue Pasteur 27530 Ézy-sur-Eure. 2002.

6 - Rougeron C, Raoul M. *Les besoins spirituels des patients en fin de vie à domicile.* Journal International de Bioéthique, N°3, volume 18, septembre 2007.

7 - Vergely B. *La souffrance.* Ed. Gallimard, Folio, 1997.

La loi et les nouveaux regards sur la fin de vie

1 - *Le droit à l'accès aux soins palliatifs.* Loi no 99-477 du 9 juin 1999. www.legifrance.gouv.fr.

2 - *Les droits des malades et à la qualité du système de santé.* Loi n° 2002-303 du 4 mars 2002. www.legifrance.gouv.fr.

3 - *LOI n° 2005-370 du 22 avril 2005 relative aux droits des malades et à la fin de vie.* Loi dite Léonetti. www.legifrance.gouv.fr.

4 – Lévinas E. Totalité et infini. Essai sur l'extériorité. Ed.Martinus Nijhoff, 1961. (Ed. Le Livre de Poche, 1990).

5 – Buckman R. Id. 117

6 - Lévinas E. *De l'existence à l'existant.* 1947 Ed. de la Revue Fontaine. (repris chez Vrin 2000).

7 - CIRCULAIRE N° DSS/2A/2011/117 du 24 mars 2011 relative au régime juridique applicable à l'allocation d'accompagnement en fin de vie.

La situation de la médecine générale d'aujourd'hui répond-elle aux critères qui la définissent ?

La situation de la médecine générale d'aujourd'hui répond-elle aux critères qui la définissent ?

La médecine générale : une définition internationale

Afin de comprendre les enjeux éthiques en Santé publique et notamment en médecine générale, voyons les missions que la société confie à cette discipline.

Dès 1974, le groupe de travail de Leeuwenhorst a proposé une description de l'activité du médecin généraliste. En 1977, une résolution du Conseil de l'Europe a élaboré une définition de l'omnipraticien. L'organisation mondiale des collèges nationaux et académies de médecins de famille/médecins généralistes (WONCA), la Corporation professionnelle des médecins du Québec, le Collège Royal des médecins généralistes (Royal Collège of General Practionners) ont contribué activement à définir cette discipline. La France n'a pas été en arrière, publiant en 1996 le premier traité de médecine générale en langue française[1] posant les fonctions et les caractéristiques de cette spécialité médicale. J'en suis un coauteur.

Jusqu'au milieu du XXe siècle, la prise en charge du malade était le fait du médecin. Préciser généraliste n'était pas nécessaire car le médecin, véritable omnipraticien, avec des moyens techniques simples et un bagage de connaissances limité et peu évolutif, assumait l'ensemble des soins, en tout temps, de la naissance à la mort - et il présidait à ces deux événements - et en tous lieux, au domicile des patients, à son cabinet, à l'hôpital ou à l'hospice local.

Aujourd'hui, le médecin généraliste reste « mon médecin », étrangement baptisé « médecin traitant » en 2004 par la convention qui lie les médecins et l'assurance-maladie.

Le médecin généraliste n'est plus l'omnipraticien de jadis pour quatre raisons :

- la complexité ou la nouveauté de certaines techniques en rend la maîtrise difficile à des médecins non spécialisés. Ce peut être également la rareté de leur emploi ou la lourdeur des matériels nécessaires. Cela concerne aussi bien les techniques de diagnostic que celles de soins.

- l'assistance de services complexes, la nécessité d'une surveillance ou de soins répétés ou continus peuvent imposer le recours à l'hospitalisation. Celle-ci peut se faire dans une structure légère, clinique ou hôpital local, véritable substitut du domicile du malade compatible avec le maintien de la responsabilité personnelle du médecin généraliste vis-à-vis des soins qui y sont donnés. Mais elle peut nécessiter une structure lourde et complexe, hôpital général, régional ou universitaire, centre spécialisé, utilisant le concours d'équipes nombreuses, pluridisciplinaires, auxquelles le médecin généraliste devra déléguer sa responsabilité pour un temps.

- la rareté de certaines affections ou la nouveauté de leur individualisation justifie leur regroupement entre des mains spécialisées, seules susceptibles d'en avoir une expérience suffisante. Le médecin généraliste doit toutefois connaître l'existence et les traits essentiels de ces affections afin de pouvoir les évoquer et en demander confirmation ou infirmation, au consultant le plus adapté. Il doit également en informer les patients concernés, expliquer, répéter dans un authentique travail de soutien psychologique, de surveillance biomédicale, d'accompagnement socioprofessionnel.
- enfin, l'aménagement du temps, à notre époque, rend plus fréquentes qu'autrefois les circonstances où le recours du patient à son médecin ne peut avoir lieu : séparation du domicile et du lieu de travail (pour le malade comme pour le médecin), évasion des week-ends et des vacances, pénurie de médecins en milieu ambulatoire.

De ce fait, plusieurs épisodes pathologiques, plus ou moins urgents ou pressés, échappent à l'observation et à la décision du médecin habituel ; ils doivent donc être reconstitués *a posteriori* par le récit du patient, l'analyse des courriers et des examens complémentaires. La mobilité de l'emploi, le changement de lieu de résidence, les arrêts d'activité des médecins pour retraite, maladie ou autre syndrome d'épuisement professionnel conduisent, en outre, de nombreux patients et leurs familles à changer une ou plusieurs fois de médecin au cours de leur existence. Actuellement, il s'agit plutôt d'une perte de médecins simple et durable.

Pour ces différentes raisons, le médecin généraliste sera amené, soit à transmettre le suivi de certains patients à l'un de ses confrères, soit à déléguer provisoirement tout ou partie de sa responsabilité à un consultant, à un technicien, à une institution, à un associé, à un remplaçant. Dans cette seconde hypothèse, le patient le considère toujours comme responsable de sa santé et saura éventuellement lui demander des comptes sur la manière dont cette délégation provisoire et partielle de responsabilité se sera effectuée comme l'exprime Sacha

Guitry (déjà cité). En dépit des habitudes qui ont amené ici ou là des médecins généralistes à restreindre certains aspects de leur pratique au profit de telle spécialité, insistons sur le fait que les limites naturelles de la médecine générale ne sont balisées que par les raisons développées ci-dessus. Faisons ensemble le constat que ces règles sont variables et fluctuantes en fonction de trois données :

- l'évolution des techniques dont certaines, tel l'électrocardiogramme (ECG), sont passées du domaine du spécialiste à celui du généraliste. D'autres, comme une partie importante de la « petite chirurgie », qui incluait, il n'y a pas si longtemps, toute la chirurgie d'urgence, ou de l'obstétrique, ont fait le chemin inverse, sans que cela puisse être considéré comme universel ni définitif. D'autres enfin, tel l'examen échographique, Doppler ou la rectoscopie, sont vraisemblablement vouées à rejoindre prochainement la pratique du généraliste.

- les compétences personnelles du médecin entretenues par une pratique suffisante. De nombreux actes de diagnostic ou de soin concernant tel appareil ou telle pathologie seront ou non effectués couramment en médecine générale. On peut citer certains gestes de réanimation d'urgence, d'obstétrique ou de chirurgie, certains prélèvements, certaines injections, infiltrations, etc.

- enfin, l'environnement sanitaire du médecin et de la collectivité dans laquelle il exerce constituent la troisième donnée. Le médecin généraliste installé dans une ville universitaire n'aura pas les mêmes obligations omnipraticiennes que celui qui exerce dans un canton rural isolé, une station balnéaire ou de sports d'hiver. La fréquence des différents types de pathologie varie en fonction du site d'exercice et impose du même coup au médecin généraliste des compétences plus ou moins étendues avec un plateau technique adapté.

Les caractéristiques constantes de la médecine générale

La médecine générale est le mode normal et habituel de réponse aux besoins de santé des patients. Elle recouvre cinq fonctions spécifiques qui déterminent son identité : une approche globale centrée sur le patient dans ses perspectives biomédicales, psychoaffectives et socioculturelles ; le premier recours, parfois le dernier, du fait que la médecine générale offre la facilité d'accès, la proximité et la disponibilité ; la continuité de la prise en charge à travers le suivi des patients et la tenue du dossier médical ; la coordination des soins ainsi que la synthèse des informations et interventions ; elle est une médecine de l'individu, mais aussi de la famille et des populations prenant une dimension de santé publique.

Par ailleurs, professionnel qualifié, le médecin généraliste remplit des tâches bien identifiées : il est le médecin personnel du patient qui lui fait confiance ; il est à l'interface d'un système social, l'environnement du patient, et d'un système expert, les sciences médicales ; il est au centre du système de soins et responsable de la prise en charge du patient ; il est à la fois conseiller, interprète et médiateur. Pour exercer cette fonction polyvalente, le médecin généraliste possède des connaissances et des compétences spécifiques et évolutives.

La médecine générale, discipline clinique, se définit à partir de la coexistence de bases théoriques

Détaillons ces bases afin de mieux comprendre les enjeux de la médecine de premiers recours pour la population générale et ses équilibres budgétaires. La médecine générale couvre un large champ d'activités en rapport avec les besoins et les attentes du patient. Elle offre une réponse à la majorité des motifs de recours aux soins, constitue le recours le plus immédiat, le plus courant. En dehors de l'ophtalmologie, l'obstétrique et la dermatologie, tous les motifs de consultation sont majoritairement pris en charge en médecine générale (CREDES 2004) : maladies endocriniennes et métaboliques (91%), appareil digestif (88 %), appareil cardio-vasculaire (87 %), lésions ostéo-articulaires ou traumatiques (86 %).

Du fait de la pénurie de médecins généralistes en milieu rural et semi-rural et depuis peu en milieu urbain, cette réponse est remise en cause, suppléée de façon partielle et onéreuse par les services d'urgences, plus récemment par une forme de télémédecine. Insistons sur ce glissement de la population du secteur ambulatoire vers le secteur hospitalier ; il est sans plus-value en termes de qualité des soins mais génère une augmentation considérable des dépenses.

La médecine générale centre son approche sur le patient avec ses besoins, ses demandes, son vécu, le sens qu'il donne à la vie, à sa maladie, à la mort. Le point de départ n'est pas la maladie mais le symptôme, la parole du patient. Cette approche se déroule pour le médecin dans l'instant de l'acte médical et dans la durée, le temps d'une tranche de vie, plus ou moins longue, d'une seule consultation à quarante années de suivi. Elle nécessite chez lui une aptitude relationnelle et donc une formation appropriée. Elle engendre également une primauté du patient, concept apparu dans un texte législatif en 2005 à travers la loi dite Léonetti, nous l'avons déjà analysée. En médecine générale, cette primauté constitue un fondement de la discipline, au-delà de toute loi. Elle préexiste à toute législation.

Elle recueille de façon simultanée des plaintes et des pathologies multiples. C'était 2,66 problèmes qui étaient pris en charge lors d'une consultation auxquels s'ajoutait un problème supplémentaire dépisté par le médecin. Ces données tendent à être remplacées par 1 motif par consultation si l'on en croit les affiches posées dans les salles d'attente de certains praticiens et la durée de leurs séances médicales actuelles.

Chez les personnes âgées, la polypathologie est fréquente. Elles sont suivies en grande majorité en médecine générale malgré l'installation, ces dernières années, de structures de mieux en mieux équipées pour accueillir les personnes âgées très dépendantes et/ou non communicantes. Mais tous nos anciens n'y vivent pas. Les moyens humains, matériels et financiers pour le maintien à domicile des personnes âgées évoluent selon une faible cadence : pour quelles raisons ? La prise en charge de ses seniors, dépendants ou non, constitue une véritable dynamique économique pour un pays.

Elle prend en compte l'environnement du patient. La famille, le cadre de vie, les milieux professionnel et culturel influent sur les problèmes de santé. La personne a une histoire et la maladie y prend un sens. Cette approche globale éclaire la signification des symptômes, voire des maladies. Cela nécessite chez le médecin généraliste une connaissance de l'environnement, du milieu de vie dans lequel baigne le patient, facilitée par sa présence sur le terrain et une compétence humaine.

Elle assure et assume un suivi dans le long terme. L'éclatement des familles, notamment pour des raisons professionnelles, associé à la mobilité des personnes sur le territoire français, modifie peu les statistiques qui répètent que 82 % des patients sont fidèles à leur médecin sur dix ans. Il est classique et toujours juste de dire que la clientèle d'un médecin vieillit avec lui. Ne vivons-nous pas la fin de cette ère ?

Actuellement, les médecins peinent à terminer leur carrière. Il y a deux décennies, le législateur poussait les médecins vers une retraite anticipée afin de réduire le nombre de prescripteurs. Drôle d'idée qui a démontré sa prévisible inefficacité économique et creusé sérieusement les premiers sillons de la pénurie médicale.

Cette connaissance sur le long terme du patient sert la qualité des soins à un moindre coût. Néanmoins, j'ai apprécié, ainsi que de nombreux patients, l'impact favorable du regard neuf apporté par l'interne en stage au cabinet. Son questionnement, au moins, avait l'avantage de stimuler la réflexion.

La médecine générale offre une coordination des soins. Il n'a pas été nécessaire de créer la terminologie administrative de « médecin traitant » pour que cette base théorique de la médecine générale s'exprime. La difficulté reste souvent la récupération des éléments médicaux de la part des correspondants et des services hospitaliers. Cette convention médicale de 2004, qui impose au patient de « passer » par son médecin traitant avant de consulter un spécialiste, n'en a guère permis l'amélioration. Lorsque les courriers ou comptes rendus arrivent au cabinet du médecin, le retard leur ôte une bonne part de pertinence. Ce passage obligé par le médecin traitant existe également dans les pays dont le classement du système de soins est meilleur que celui de la France, les comptes-rendus sont-ils plus vite acheminés jusqu'à ce médecin de la coordination et de la synthèse ?

Elle s'exerce dans un champ à faible prévalence des maladies du fait qu'elle ne choisit pas les malades, qu'elle prend en charge tous les problèmes qui se présentent sans discrimination. Or la valeur prédictive positive ou négative d'un signe clinique, c'est-à-dire la probabilité d'être atteint ou non de la maladie, dépend de la prévalence de la maladie dans la population concernée. Si la prévalence est faible, sa valeur prédictive diminue. Le même signe clinique n'a donc pas la même valeur prédictive en ville et à l'hôpital. Il en découle une démarche médicale différente, dite probabiliste.

Par exemple, les patients souffrant de migraine sont très nombreux en médecine générale, cependant le nombre de patients souffrant d'un cancer cérébral est très faible. À l'opposé, cette prévalence des cancers cérébraux parmi les patients migraineux est élevée au sein de la consultation d'un neurochirurgien. La probabilité qu'un médecin généraliste rencontre un patient souffrant d'un cancer cérébral parmi ses patients migraineux est de l'ordre d'un à trois patients sur la durée de sa carrière. Cependant, cette faible prévalence des maladies graves ne justifie pas pour autant un manque de vigilance de la part du médecin. N'est-ce pas son rôle que de repérer, à partir d'un faisceau d'indices sémiologiques bio-psycho-sociaux, les maladies graves ou orphelines ? L'inquiétude de « passer à côté » d'une telle maladie engage le médecin à les évoquer devant certains symptômes, c'est ainsi qu'il pensera à la possibilité d'une grossesse extra-utérine devant une femme en période d'activité génitale qui présente des douleurs abdominales et un saignement vaginal ; pourtant, la prévalence de cette pathologie est également de l'ordre de deux à trois épisodes sur sa carrière. Il s'agit de ne pas passer à côté.

La faible prévalence des maladies graves ou sévères rend l'exercice de la médecine générale à la fois difficile et passionnant. Il est impossible de penser à toutes ces maladies rares, graves ou sévères. Là réside une part du corpus de savoirs de la médecine générale qui ne peut, en aucun cas, s'assimiler à une sommation des connaissances de toutes les spécialités.

La médecine générale intervient au stade précoce des maladies. Le patient consulte souvent au début des symptômes. Cela reste le cas aujourd'hui pour les patients disposant d'un médecin traitant, pas pour les nombreux autres. Là s'exprime un morbide effet de l'inégalité d'accès aux soins dans notre pays. À ce stade, le diagnostic est difficile car les signes sont indifférenciés. Lors des trois premiers jours d'une varicelle, l'état général et les lésions cutanées ne permettent pas de poser le diagnostic. L'évocation s'appuie sur les éléments environnementaux favorisant la transmission du virus, notamment. La varicelle n'est pas une maladie rare ni grave, ce n'est pas le cas de nombreuses autres maladies, même si elles ne sont pas dites orphelines. Les premiers symptômes d'une sclérose en plaque ou d'une sclérose latérale amyotrophique, d'une hydrocéphalie à pression normale voire d'une dissection aortique, sont le plus souvent aussi discrets que non spécifiques.

La faible prévalence et le stade précoce font obstacle à un diagnostic de certitude. Le résultat de consultation reste souvent au stade de symptôme voire de syndrome, quelquefois au niveau du tableau de maladie, rarement au niveau de maladie avérée (moins de 5%), en tout cas une inquiétude du médecin. En fait, le diagnostic d'une maladie ne peut être affirmé, dans bien des cas, que lorsque le laboratoire nous en apporte la preuve. Si le tableau d'appendicite conduit le patient en chirurgie, seule l'analyse histologique de l'appendice au laboratoire permettra de confirmer le diagnostic. Il en va ainsi pour la grande majorité des demandes de soins en médecine générale. On le voit, c'est l'essence même de cette discipline que de pouvoir soigner sans disposer de diagnostic de certitude a priori.

La médecine générale offre un bon rapport coût/efficience. Le plateau technique du médecin généraliste est léger. Ceci évite la surenchère des investigations sans pour autant porter atteinte à l'obligation de moyens à laquelle il est soumis. Certains médecins disposent d'un appareil électrocardiographe, d'un doppler fœtal, d'un appareil d'enregistrement MAPA (mesure ambulatoire de la pression artérielle), d'un saturomètre, d'un anuscope, d'un podoscope et autres équipements légers. Rares sont ceux qui disposent d'un échographe. En dehors de l'électrocardiogramme, les autres examens complémentaires réalisés au cabinet du médecin généraliste, malgré les investissements en matériel, n'engendrent aucune cotation complémentaire au tarif de la consultation. Il en est de même pour le matériel utile à la réalisation du test de dépistage des troubles du langage du jeune enfant (ERTL 4), par exemple.

En somme, la proximité, la disponibilité, la prise en charge globale, la continuité, la coordination des soins et la connaissance du patient assurent une réponse médicale adéquate : il faut le souligner, la médecine générale est un modèle global, elle considère la maladie ou le trouble de santé comme la résultante de facteurs organiques, humains (psychologiques et spirituels) et environnementaux. La primauté du patient existe sans qu'il soit besoin de légiférer.

L'altération de l'accès aux soins de médecine générale est délétère pour les patients au moins du fait des retards diagnostics et de la perte de chance. Le non-accès aux soins pour tous n'est pas digne d'un pays comme la France dont les lois et autres déclarations posent ce principe essentiel depuis 80 ans.

L'environnement du patient et du médecin

La connaissance de l'environnement du patient est essentielle, tant pour améliorer sa communication avec son médecin que pour faciliter le diagnostic, la décision qui en découle et ses applications, mais aussi l'observance des prescriptions.

Il est classique de distinguer les communications à contexte élevé de celles à contexte pauvre : la familiarité qui s'instaure au fil des années entre les patients et leurs médecins contribue à créditer leurs rencontres, leurs communications, leurs relations, d'un contexte particulièrement riche. Autrement dit, le médecin généraliste, n'a pas à rechercher systématiquement l'environnement, sauf pour la précision éventuelle d'un détail ; ce dernier est visible, souvent vécu en commun, si bien qu'une masse d'informations se trouve immédiatement accessible parfois de manière plus ou moins consciente.

Le médecin généraliste est aujourd'hui le seul « praticien du chevet ». Le seul dont les visites à domicile permettent de recueillir de nombreux indices séméiologiques, socioculturels, aussi bien qu'environnementaux. Ces visites à domicile se font de plus en plus rares, pour des raisons économiques, essentiellement réservées aux personnes âgées, handicapées et en fin de vie. Doit-on le regretter ? Une part de la séméiologie échappe ainsi au médecin. Les « rois images » ne remplacent pas cette étude des symptômes ; de plus ils majorent les coûts de santé…

Cette observation commence dès l'appel. Il est bon, parfois, de répondre soi-même aux appels. Si cela n'est ni facile ni souhaitable sur toute une journée, il est bon de réserver un moment où le médecin répond au téléphone. L'appel téléphonique apporte au médecin une séméiologie utile pour résoudre le problème présent ou qui le sera ultérieurement.

Cette notion évoque celle de mémoire du médecin qu'aucun ordinateur n'atteindra à un tel degré d'efficience. Une intelligence artificielle générative de qualité disposera de toutes les informations incluses dans le dossier du patient mais n'aura pas accès aux observations non transcrites du médecin, celles qui sont indicibles, enregistrées par les cinq sens du médecin sans qu'il y prête forcément attention sur le champ. Commencée dès l'appel, cette observation se poursuit lors de l'accueil par le patient ou son entourage. Elle retient les caractéristiques du domicile, de la famille, du quartier ou du village, des voisins, des amis, des animaux familiers, du travail, du contexte social et culturel. Bien des faits peuvent ainsi être mis en lumière qui ne seraient pas spontanément évoqués par le patient : aisance ou pauvreté, ordre ou négligence, hygiène du milieu de vie, harmonie ou conflit conjugal ou familial, habitudes alimentaires ou toxiques (alcool, tabac, drogues), risques d'accidents domestiques, insouciance ou angoisse. Faut-il se précipiter vers de lourdes imageries chez cette femme qui souffre de lombalgies et dont le fils a été incarcéré il y a un mois ? Encore faut-il recueillir cette dernière information dont le patient ne parlera pas spontanément.

Les occasions sont multiples d'observer un patient en dehors d'un état de maladie : la maladie d'un proche, d'une vaccination, pour des conseils de santé ou de prévention primaire, d'une surveillance de contraception ou encore la délivrance d'un certificat d'aptitude aux sports, etc. Regrettons la disparition de l'examen prénuptial qui a ôté ce contact de deux personnes avec le milieu médical. Cependant, les médecins restant sur le terrain n'en ont plus le temps. Cette entrevue aidait le couple en constitution à communiquer sur leur santé, abordait quelques questions d'éducation à la santé, au moins autour des principaux domaines de prévention et de dépistage. Un examen clinique, même sommaire, dépistait des facteurs de risque toujours utiles à identifier tôt. Je pourrais noircir de nombreuses pages d'anecdotes où ces consultations ont mis en évidence des troubles de santé passés inaperçus. Il s'agit d'une époque révolue, certes, mais le retour de bâton est à la fois humain, médical et financier.

La connaissance mutuelle du médecin et des patients est un facteur de sécurité et de confiance. Cela était particulièrement vrai dans notre pays où la liberté de changer de médecin ne connaissait aucune entrave avant cette ère de désert médical étendu. Cette connaissance donne une valeur particulière à la fidélité des patients vis-à-vis de leur médecin. Ce climat de confiance enrichit considérablement la somme d'informations fournies, que le médecin en soit ou non conscient. Lorsqu'un patient vient nous consulter, nous connaissons déjà beaucoup de choses le concernant et il le sait. Cela le rassure, lui fait faire l'économie de l'énoncé de faits douloureux passés et lui permet d'aller plus loin. Il peut arriver, très rarement, qu'une trop grande familiarité constitue un obstacle à certaines confidences. Ce climat facilite également l'observance des prescriptions et conseils - bien qu'il faille rester humble. On ne conseille pas n'importe quel médicament, n'importe comment et à n'importe qui, même si la prescription apparaît comme « scientifiquement » logique et justifiée. Le Pr Lestradet aimait dire : *« il ne sert à rien d'expliquer longuement les modalités du régime d'un enfant diabétique à sa mère, s'il est élevé par sa grand-mère ou une nourrice »*.

Médecine de premier recours, souvent du dernier, de la prise en charge globale du malade dans son cadre de vie familiale, sociale, culturelle et professionnelle, la médecine générale est une discipline centrée sur l'homme.

Si nous voulions écrire une mission générale pour la médecine générale, elle pourrait être : ***accompagner toute personne humaine vers une homéostasie faite d'un état physique, mental, social et spirituel, relativement exempt de désagréments, permettant à l'individu d'être et de fonctionner aussi efficacement et aussi longtemps que souhaité dans le milieu où le hasard ou le choix l'ont placé.***

L'accès aux soins : que sont la liberté, l'égalité, la fraternité devenues ?

La collectivisation de la santé en 1945 avec la création de la Sécurité sociale a été une réalisation extraordinaire et qui pouvait faire la fierté de la France. Malheureusement, force est de constater, quatre-vingts ans après, qu'il existe encore et toujours une multitude de régimes spéciaux créant autant d'iniquités entre les personnes. Par ailleurs, en séparant le secteur sanitaire du secteur social, la loi du 30 juin 1975 a instauré un égal accès aux soins, quelles que soient les conditions sociales des personnes prises en charge. C'est en janvier 2000, avec l'application de la couverture médicale universelle (CMU), que cette loi permettra la gratuité des soins et l'accès à l'hôpital aux catégories sociales exclues et précaires de la société[1]. Mais ce beau modèle, aujourd'hui, n'offre plus l'égal accès aux soins pour tous.

Ainsi cohabitent trois secteurs conventionnels liant les médecins et la sécurité sociale ; sur ce système tentent de se greffer l'Assurance Complémentaire Santé Solidaire (relai de la CMU) d'une part, la législation régissant les accidents du travail, enfin celles des maladies professionnelles d'autre part. Ces trois législations imposent aux médecins de pratiquer les honoraires opposables fixés par la Sécurité sociale. Cela ne pose pas de problèmes aux médecins exerçant en secteur I dit aux tarifs opposables ; en revanche, certains médecins exerçant en secteur II se disent lésés. Quant aux médecins exerçant hors convention, de plus en plus nombreux, leurs actes deviendraient gratuits liés à un remboursement au tarif d'autorité de quelques centimes d'euro par acte. En pratique, ces derniers ne sont guère sollicités par les personnes bénéficiant du tiers payant. Les médecins du secteur II réagissent diversement selon leurs valeurs personnelles et professionnelles.

Les iniquités apparaissent en fait pour les personnes qui ne peuvent prétendre à ces aides tarifaires ni payer une mutuelle complémentaire couvrant au moins le ticket modérateur (restant à la charge du patient après le remboursement partiel de la Sécurité sociale) et les dépassements d'honoraires des médecins exerçant en secteur II. Ces personnes étaient très nombreuses dans notre pays, environ 2 890 000 selon les chiffres publiés par la DREES en 2011. La mise en place de la Complémentaire Santé Solidaire (CSS) a répondu à une partie d'entre elles. En fait, plus de la moitié des personnes cibles ne recourent pas à cette aide. Par ailleurs, cette aide au paiement d'une mutuelle complémentaire laisse à charge une part plus ou moins importante à la famille selon leurs choix d'options mutuelles. Une couverture à concurrence de 100 % du tarif opposable ne permet pas l'accès aux soins des médecins pratiquant un certain niveau de dépassements d'honoraires et le choix d'une option assurant la prise en charge de ces dépassements est rapidement trop cher.

Ce système de la CSS a été accompagné, depuis octobre 2016, d'une option à la convention avec l'Assurance maladie, OPTAM (option pratique tarifaire maîtrisée) pour les médecins conventionnés secteur II. Cette mesure définit un pourcentage d'actes facturé aux tarifs opposables de l'Assurance maladie. Le libre accès aux soins pour tous est-il pour autant atteint ? Malheureusement non, notamment du fait de la pénurie de médecins généralistes et spécialistes. De fait, les retards au diagnostic et les pertes de chance perdurent.

La nouvelle et laborieuse convention de juin 2024[2] résout-elle quoi que ce soit ? Les médecins généralistes, exerçant en secteur I pour la plus grande majorité, constatent ces défauts d'accès aux soins spécialisés. Au sein de l'hôpital public, ce sont les choix politiques et son organisation qui créent de toutes pièces une étonnante iniquité d'accès aux soins. Les services d'urgence organisent des critères de sélection quant à l'accueil des patients en renvoyant certaines demandes vers la médecine de ville décharnée de ses acteurs. Les praticiens hospitaliers peuvent choisir de réserver une part de leur activité en « secteur privé ». Cela signifie qu'ils pratiquent dans ce cadre des honoraires libres, le patient étant remboursé par la Sécurité sociale à la hauteur des tarifs opposables fixés par convention. Ce système offre des avantages substantiels aux praticiens que je ne discuterai pas ici. Côté patient, le délai de rendez-vous en secteur dit « public » est inévitablement beaucoup plus long que celui en secteur dit « privé ». Mais tous les malades ne peuvent s'offrir des consultations privées affublées de dépassements d'honoraires parfois importants ; certains malades privilégiés disposent d'une assurance complémentaire couvrant tout ou partie de ces dépassements, de ce fait, ce sont les personnes qui peuvent se payer une bonne mutuelle qui ponctionnent le plus sur les fonds communs de la Sécurité sociale du fait d'une consommation de soins sans retenue. En face, les personnes dépourvues de ces prestations complémentaires par des mutuelles et ceux bénéficiant de la CSS, doivent attendre de longs délais pour obtenir un rendez-vous en consultation publique. Cette attente peut se solder par un retard diagnostic et donc une perte de chance. L'État et l'Ordre des médecins sont responsables de cette iniquité mortifère au même titre que les praticiens qui profitent de la solvabilité des patients aisés à travers leurs mutuelles. Quant aux personnes ne bénéficiant pas de la CSS ou de la législation des accidents de travail et maladies professionnelles, elles se détournent souvent du soin avec des risques importants pour leur santé globale.

Citons plusieurs exemples quotidiens : une personne, présentant une lésion cutanée suspecte de mélanome adressée par son généraliste auprès d'un dermatologue, verra son pronostic vital altéré du fait du retard à l'accès aux soins ; la non-réalisation d'un scanner des sinus chez un ouvrier du bois présentant des troubles ORL qui ont mis en alerte le médecin généraliste quant à un possible cancer des sinus engage également le pronostic vital.

Les médecins traitants, partiellement aidés par un assistant médical, passent de plus en plus de temps au téléphone, bénévolement, pour tenter d'obtenir un rendez-vous pour leurs patients. Mais cela reste sans effet si le patient est bloqué économiquement. Ce renoncement aux soins entrave directement l'état de santé. Il s'agit en premier des soins dentaires, puis optiques, puis de spécialités médico-chirurgicales. Notons, cependant, la mise en place efficace du reste à charge zéro (100% santé) depuis janvier 2021 pour l'optique, l'audiologie et le dentaire. Les personnes disposant d'une CSS ainsi que celles ne pouvant se payer qu'une mutuelle minimum, c'est-à-dire ne couvrant pas les dépassements d'honoraires, renoncent encore trop souvent aux soins autres que dentaire, optique, audiologie. L'accord conventionnel entre les caisses de Sécurité sociale et les médecins du 26 juin 2024 n'y apporte aucune solution.

Selon la zone sociogéographique où le médecin exerce, la fréquence de ces difficultés d'accès aux soins est très variable. Dans ma petite campagne tranquille, plutôt ouvrière et maîtrise moyenne, il existe de nombreuses familles concernées par ces situations socio-économiques limites. Je vis ces problèmes d'observance plusieurs fois par mois ainsi que les confrères de la coordination du pôle santé territorial. Il ne s'agit pas d'un épiphénomène. Il n'est pas récent, mais il s'aggrave. Il faut le prendre en compte au niveau sociopolitique sans délai, à moins d'annoncer clairement que l'adage populaire nommé « médecine des pauvres et médecine des riches » devienne un projet politique de gestion des dépenses de santé. Là encore, les conventions médicales n'y résolvent rien. Au-delà de l'iniquité entre professionnels, il s'agit de confirmer que les honoraires opposables sont inadaptés, qu'il faut autoriser officiellement leur dépassement à la charge des patients ou de leur mutuelle. Mais la solvabilité des dépassements d'honoraires par les mutuelles creuse un véritable canyon entre les patients qui peuvent payer d'importantes cotisations et les autres, nous l'avons déjà souligné. Nous nous éloignons encore un peu plus des principes ayant soutenu la création de la Sécurité sociale. Au-delà du caractère non éthique de cette évolution, son inefficacité économique est un constat.

Peut-on croire que le coût d'une maladie grave installée est individuellement et collectivement moindre que celui engendré par la prévention et l'éducation, le dépistage et le repérage, le diagnostic précoce, individuel et de masse ?

Il faut admettre que le dépistage n'est pas la tasse de thé des Français. La collectivité a fait le choix intelligent de proposer le dépistage gratuit et systématique tous les deux ans du cancer du sein chez la femme de 50 à 74 ans et du cancer colo-rectal chez toutes les personnes de cette même tranche d'âge. Les statistiques objectivent que la proportion de réalisation des examens, par ailleurs simples et non douloureux, reste médiocre voire s'aggrave. Comme si la question économique était négligeable dans cette problématique de l'accès aux soins. Là se posent également les questions de la liberté individuelle et de l'autonomie de la personne, mais aussi de l'éducation sanitaire collective.

Notre devoir d'assistance doit être articulé avec une notion de respect de la liberté et de l'autonomie individuelles. Dans le champ de la santé, au moins, nous devons concilier respect de l'autonomie et accompagnement. La liberté individuelle s'enracine certes dans une singularité radicale. Néanmoins, que signifie une liberté sans solidarité, tant que cette seconde notion ne vient pas remettre en cause la première ?

Cette problématique de l'accès aux soins est très complexe et les conventions médicales successives ne résolvent rien. Invitons dans la discussion ces principes fondamentaux que sont la solidarité, la liberté et l'autonomie individuelle, croyons en ces valeurs, profondément. Puisse notre société les remettre au cœur de son organisation sociopolitique, telle qu'elle nous le rappelle du haut des bâtiments publics : « Liberté, Égalité, Fraternité ».

Former de nouveaux professionnels de santé à certaines missions médicales

Jusqu'à la période COVID, il était régulièrement clamé que la France disposait d'un nombre de médecins nécessaire et suffisant, mais leur répartition sur le territoire était inadaptée. Cette hétérogénéité démographique existe toujours mais les territoires touchés par la pénurie de médecins couvrent la majeure partie du pays. Elle est aggravée par la baisse importante du nombre de praticiens en activité régulière, nous l'avons déjà dit.

Le constat est là, il manque des médecins de premier recours dans de très nombreuses régions, des médecins de certaines spécialités en dehors des grandes agglomérations. Par ailleurs, les modes d'exercice restent vieillis et obsolètes malgré de louables efforts institutionnels pour permettre aux médecins d'être assistés dans leur exercice et la mise en place d'efficaces délégations de tâches.

Nous développerons cette question de la délégation des tâches un peu plus loin, mais regardons tout d'abord les raisons qui font fuir les jeunes médecins de l'exercice libéral.

Pourquoi les jeunes médecins fuient-ils l'exercice libéral ?

La France déshabille ses voisins africains, roumains, espagnols, portugais, bulgares, de leurs médecins, faisant fi de leurs propres difficultés. Outre son défaut éthique, cette attitude est d'une efficacité aléatoire. Peu de ces médecins se fixent dans la durée ; la santé publique n'y trouve aucun intérêt. Les hôpitaux semblent mieux retenir ces médecins sachant qu'ils n'ont pas besoin de la nationalité française pour y exercer, ce qui n'est pas le cas en ville.

Mais quel sens peuvent bien avoir ces choix ou plutôt ces non-choix quant à la gestion de la démographie médicale en France depuis des décennies ? Former un médecin généraliste demande dix ans. Ouvrir ou fermer le robinet du numerus clausus à l'arrivée des problèmes, hors de toute anticipation ne paraît ni sérieux ni responsable. C'est pourtant ce que je constate depuis mon installation en 1981. Il était alors bien périlleux de visser sa plaque. Les médecins ne rechignaient absolument pas à s'installer au cœur de la France profonde. Il n'y a bien sûr pas eu que des malheureux, des besogneux abrutis par la tâche, des divorcés, des suicidés et des générateurs d'orphelins. Les milieux ruraux et semi-ruraux ont permis aux médecins de vivre des carrières professionnelles le plus souvent heureuses, des modes d'exercices qui ont donné du sens à leur pratique et à leur vie.

Aujourd'hui, le jeune médecin ayant vécu deux semestres de son internat dans un cabinet de médecine générale craint de s'installer. Je ne crois pas qu'il s'agisse de la peur initiale qui nous habite avant de se lancer dans une aventure indépendante. Il s'agit, même pour les moins anxieux, d'une terreur. Acceptons ce juste terme. Selon l'atlas démographique du Conseil national de l'Ordre des médecins, ce que ce jeune médecin a vu et compris du mode d'exercice de la médecine générale ambulatoire lors de ses stages participe à le conduire dans 91,4 % des cas à fuir l'installation libérale dans l'année qui suit son diplôme, 83% à cinq ans. Par ailleurs, un jeune médecin est diplômé entre 26 et 30 ans. Il a vécu au moins dix années en milieu urbain, autour de sa faculté. Il y a très souvent tissé des liens sociaux et amicaux plus ou moins forts et notamment créé une famille. S'installer en province, voire retourner dans son milieu rural de naissance, n'a rien d'évident surtout lorsque le bourg ou le village perd ses commerces, ses industries et ses écoles. Les films le montrent, la vie le démontre.

Avec de nombreux confrères, nous nous sommes usés à exprimer les atouts de ce métier pour le médecin et pour les patients. Nous nous sommes épuisés à former au mieux ces jeunes médecins au métier qu'ils s'apprêtaient à exercer. L'absence d'attractivité économique et des conditions d'exercice de la médecine ambulatoire dégradées sont plus fortes. Ces jeunes médecins sont plus légitimes que quiconque pour s'exprimer sur ce manque d'attractivité. Pourquoi ne pas les écouter ? Leur comportement de fuite vers des systèmes salariés, vers des formations complémentaires en France ou à l'étranger, vers d'autres métiers, en dit long. Cette jeune interne de vingt-huit ans a décidé de partir en Belgique pour obtenir un diplôme européen de médecin psychiatre, puis revenir en France, éventuellement. Chaque promotion d'internes comportait et comporte toujours un pourcentage trop important de jeunes en partance pour la Belgique ou le Canada. Trop important dans la mesure où ce système exprime à la fois que notre organisation des études est mal adaptée et peu efficace et que les jeunes médecins sont prêts à tout pour ne pas se trouver phagocytés par la médecine libérale. Nous assistons ainsi à un glissement de la population en recherche de soins, de cette médecine de premier recours appauvrie en effectif et en moyens vers les services « d'urgences » des hôpitaux et grosses cliniques. Ces derniers s'en plaignent car ils sont surchargés. Les médias s'en font écho. La Sécurité sociale paie ces prises en charge quatre à cinq fois plus onéreuses que lorsqu'elles sont effectuées en ville par un médecin expérimenté.

La chasse au recrutement des médecins étrangers étant peu efficace, l'idée émergente consiste à former des infirmières ou autres professionnels de santé à des missions médicales déléguées. Les services de santé au travail font appel à des infirmières pour assurer les visites périodiques et autres tâches que les médecins du travail ne peuvent plus assurer du fait du délabrement des effectifs. Une formation universitaire, avec stages et mémoire de fin d'études, offre des professionnels performants. Les orthoptistes et opticiens voient leur champ d'intervention s'élargir pour compenser la carence en accès aux soins ophtalmologiques. Le champ de l'éducation du patient, en pneumologie comme en diabétologie, est de plus en plus souvent confié à des infirmières spécialisées. Il y a bien longtemps que des infirmières sont formées à l'anesthésie, la puériculture, la psychiatrie, sans que les marqueurs de l'état de santé des populations concernées montrent la moindre altération. Ces transferts de tâches semblent une bonne idée quant à l'organisation de l'offre des soins en France. Les connaissances évoluent avec les progrès scientifiques, techniques et humains. Il est pertinent de revisiter les missions de chaque métier de la santé, de façon organisée, réfléchie, participative. Participative et éthique, afin de garder jusqu'au bout de ce travail la visée d'*une vie bonne avec et pour autrui dans des institutions justes,* comme le disait Paul Ricœur. Cela est faisable à court et moyen terme. Attirons toutefois l'attention des politiques : cette réflexion ne peut se faire sans les professionnels en exercice. *Justes*, cela signifie que chaque institution soit animée d'un esprit d'équité et de respect de tous dans chacun de ses choix.

Depuis peu, des infirmier(e)s se forment pour obtenir le diplôme d'Infirmier(e) de Pratique Avancée (IPA). Deux années d'études universitaires sont nécessaires, niveau MASTER. Elles ou ils exercent en qualité de salarié(e)s d'une structure médicale ou s'installent en milieu libéral, pour la satisfaction des patients et des médecins avec lesquels elles ou ils travaillent. Le phénomène est récent mais prometteur. Réduira-t-il la charge administrative et comptable du médecin généraliste ? Rien n'est moins sûr car les missions des IPA sont essentiellement médicales, préventives et éducatives. Il est impératif que nous nous interrogions sur la pertinence d'investir dix années de formation pour un médecin dont les missions médicales s'étiolent au profit des missions médico-administratives et comptables. L'Académie de médecine s'est emparée du sujet pour proposer une réduction de la durée des études médicales. Qu'en adviendra-t-il ? En 2026, une année supplémentaire s'inscrit dans la formation du généraliste.

Un secrétariat médical, actuellement nommé assistant médical, au sein d'un cabinet, métamorphose les conditions d'exercice du médecin. De nombreuses tâches peuvent lui être déléguées, notamment médico-administratives. Mais ce secrétariat représente une masse salariale importante que la valeur financière opposable de la consultation ne peut pas prendre en charge. L'Assurance maladie aide partiellement les médecins employant un assistant médical, depuis peu. La mesure est trop tardive mais elle est salutaire bien que vulnérable.

Les missions de la médecine générale existent, la population en a besoin. Elles ne pourront être mises en pratique que dans la mesure où les effectifs, l'organisation démographique, la valorisation professionnelle et économique du médecin seront prises en compte par la société et ses institutions. La délégation des tâches à des professionnels de santé formés s'impose. Les exemples existent et sont probants. Gouvernement et Sécurité sociale, avec les collectivités territoriales, doivent écouter les professionnels et s'investir davantage dans cette voie.

Maison de santé pluridisciplinaire : un résultat incertain, une galère annoncée !

Depuis plusieurs années, la profession et les gouvernements tentent de favoriser la création des maisons et pôles de santé pluridisciplinaires. Selon le rapport sur le bilan et les propositions concernant les maisons et pôles de santé, produit en janvier 2010 à la demande de Madame Roselyne Bachelot-Narquin, Ministre de la Santé et des Sports, Madame Fadela Amara, Secrétaire d'État à la Politique de la Ville, Monsieur Hubert Falco, Secrétaire d'État à l'Aménagement du Territoire, *« le constat global est clair : le dispositif de premier recours est à bout de souffle. Il ne répond plus ni aux attentes des professionnels, ni aux préoccupations des autorités publiques et n'est plus apte à répondre aux évolutions démographiques et épidémiologiques de la population ».*

Le concept de maison de santé pluridisciplinaire serait-il une solution à ce constat ? Rappelons qu'il consiste à réunir en un même lieu des médecins généralistes et au moins un professionnel de santé tel une infirmière ou un kiné, autour de leur coordination, dans le cadre d'un projet de santé écrit puis validé par l'Agence Régionale de Santé (ARS). L'idée repose sur l'hypothèse que les jeunes médecins s'installeront plus volontiers dans de telles structures que seul ou en association simple. Cette hypothèse peut être juste, mais elle n'est pas prouvée et bien sûr non exhaustive, ni suffisante.

Que savons-nous de l'évaluation des premières maisons de santé pluridisciplinaires ? Il manque une évaluation générale et critériée de la création de ces Maisons et Pôles de santé pluridisciplinaires en termes d'efficacité sur la démographie médicale.

Les démarches administratives sont chronophages dès la constitution du dossier initial et autorisent toutes les craintes quant à la charge administrative à assumer pour le porteur du projet. Un poste de coordinateur s'impose, qu'il soit bénévole ou salarié. L'aide à l'ingénierie de projet est souvent pris en charge par l'ARS.

Ces pôles et maisons de santé constituent une bonne idée, mais elles sont grevées par deux difficultés majeures : d'une part un impact administratif lourd et onéreux, certes pris en charge par l'Assurance maladie, et d'autre part la carence de médecins, actuelle et en voie d'aggravation dans les dix années à venir. Il faut des professionnels et notamment des médecins pour monter un tel projet. Les médecins n'existent pas ou si peu. Ces montages les feront-ils venir ? Il s'agit de LA question d'actualité. Aussi pertinentes soient-elles, les maisons de santé pluridisciplinaires ne résoudront pas ces deux difficultés dans un court ou moyen terme sans une volonté politique aussi claire et efficace que celle des confrères investis dans ces projets depuis plusieurs décennies.

Une expérimentation de maison de santé pluridisciplinaire universitaire a ouvert ses portes à l'automne 2012. Quelques autres se sont créées depuis cette époque. Il s'agit d'une adaptation du précédent modèle en lien avec une faculté de médecine en s'appuyant sur les maîtres de stage universitaires et enseignants de médecine générale. Ce modèle offre la possibilité de recevoir des étudiants et internes en médecine avec l'espoir de les motiver à une installation en médecine générale. Aujourd'hui, cette MSP Universitaire fonctionne, a pu augmenter ses effectifs de généralistes grâce à l'installation d'internes y ayant réalisé leurs stages. Elle est située à quelques pas de la faculté. Le concept est très intéressant et efficace mais impacte très peu la désertification médicale en milieu rural.

Voyons deux situations réelles de notre département.

Au sein du village où j'exerçais, le problème tient à la précarité du tissu médical. En 2013, j'écrivais qu'une projection à cinq ans verrait trois médecins sur six accéder à la retraite (50 %), sans espoir raisonnable de succession. Le seul successeur qui s'est installé est resté en poste quatre années, épuisé par la charge de travail ! La problématique de l'accès aux soins primaires se pose de façon flagrante pour la population du bourg et ses alentours.

Notre projet pluridisciplinaire n'a pas attiré de confrères pour succéder durablement aux anciens ? Au-delà de la question de l'accès aux soins primaires pour la population, les craintes économiques pour les membres restants de l'équipe sont majeures. En effet, le départ d'un membre renvoie les charges de fonctionnement et d'investissement sur les membres restants en l'absence de successeurs. À cette prise de risque économique associée à des honoraires faibles en premier secteur conventionnel, s'ajoutent les multiples autres contraintes du métier. De quoi faire fuir les jeunes internes les plus motivés. À notre échelle, que peut-on faire d'autre pour sauver l'accès aux soins de premier recours dans nos villages ? Quelle solitude ! Les textes conventionnels successifs depuis 2011, exclusivement économiques, n'apportent rien face à cette problématique.

Le bourg où j'habite, 3800 habitants, construit une maison de santé pluridisciplinaire sous l'impulsion du maire et son équipe municipale. Trois années furent nécessaires pour créer un Pôle Santé libéral Ambulatoire offrant la coordination de vingt-cinq professionnels (médecins, infirmières, kinésithérapeutes, diététiciennes, pharmaciens, biologiste médicale) du territoire composé de quinze communes rassemblant plus de vingt mille habitants. Aujourd'hui, ce pôle fonctionne très bien pour la satisfaction des professionnels. Il est sous haute surveillance de la CPAM du département qui finance le fonctionnement de la structure en contrepartie de la production de comptes-rendus de réunions de concertation pluridisciplinaire (RCP), de protocoles de soins, de tableaux de permanence des soins, etc. Il a notamment été possible de mettre en place un système numérique communiquant des dossiers médicaux entre tous les professionnels. Une coordinatrice à tiers temps est nécessaire. D'autres professionnels de santé, paramédicaux, demandent leur intégration, mais aucun généraliste ne frappe à la porte.

Parallèlement, il a fallu près de deux mandats – dix ans – pour poser la première pierre de la Maison de santé pluridisciplinaire. Dix années de contraintes administratives multiples dont cinq mois pour obtenir le permis de construire, bloqué abusivement par un technicien des services de la Préfecture. Il a fallu mobiliser le préfet pour débloquer la situation. Il ne s'agit pas de construire une coquille vide puisque plusieurs professionnels du pôle santé attendent ces murs pour s'y installer. L'un d'entre eux, un médecin généraliste, a perdu patience ainsi qu'un jeune confrère intéressé, deux dentistes, deux kinésithérapeutes, une podologue pédicure. Des subventions départementale et régionale ainsi qu'une incertaine subvention européenne, permettront de réduire l'endettement de la commune lié au projet. Reste à construire cette maison, quatorze mois hors imprévus, espérant qu'elle remplira son rôle d'attraction de jeunes médecins. L'espoir est là mais le doute est fort malgré des conditions de vie très intéressantes au sein de cette petite ville située à une heure de la capitale et une heure d'une grande ville universitaire (écoles, collège, commerces, vie associative très riche, culturelle et sportive avec notamment des résultats de niveau international, faible chômage, etc.)

Assurance maladie, syndicats médicaux, médecins : leurs négociations sont-elles éthiques ?

Le principe de base qui anime les négociations conventionnelles successives pose de façon claire la crispation des protagonistes sur le système ambulatoire libéral exclusif. Ce dernier a été de grande valeur. Mais il ne s'est pas adapté à l'évolution de la médecine, de ses techniques, de son efficacité ni des populations ; c'est ainsi qu'il n'a pas su intégrer les nouvelles définitions de la médecine générale, qu'il n'a pas su répondre au vieillissement de la population en général, aux attentes des jeunes médecins en particuliers, non plus qu'aux demandes individuelles et collectives des patients, aux nouvelles pathologies, aux polypathologies, aux nouvelles pratiques ; c'est ainsi qu'il a obéré les valeurs individuelles et sociétales, les coûts des soins lourds, les ressources de la Sécurité sociale, les choix du mode de vie des jeunes médecins, le consumérisme des patients.

Le concept de tarif global et forfaitaire de la consultation du généraliste n'a pas résisté aux évolutions de ces dernières décennies. Les différents travaux de restauration de la convention médicale n'ont pas été à la hauteur de ces évolutions. Cela est responsable pour une part importante de la désertification médicale du milieu ambulatoire, à la campagne comme à la ville. Les consultations courtes, motivées par un événement de santé intercurrent, sont de plus en plus rares, alors que les séances longues et complexes, justifiées par des adolescents, femmes enceintes, patients polypathologiques, handicapés, malades psychiques, personnes présentant des troubles psychosociaux, âgées, etc., se multiplient pour constituer la plus grande majorité des actes en médecine générale. Ces consultations ne peuvent être correctement réalisées en dix à quinze minutes, parfois en vingt, rendant de fait le tarif opposable de la consultation dépourvu de signification, non viable pour le médecin. La réaction de certains d'entre eux de multiplier les actes en découpant les problématiques, en ne prenant en compte qu'un motif par séance, peut être critiquée, elle reste logique dans l'attente d'une évolution intelligente et pragmatique de ce système qui est générateur de déviances. Et de souffrances. Là est une source de l'augmentation du nombre de syndromes d'épuisement professionnel chez les généralistes (12% en 2016 – 19% en 2020 selon le CNOM). Parallèlement fleurissent des contrôleurs de tous poils, liés à l'assurance-maladie et au secteur privé. Belle signature d'un échec organisationnel, générateur de dépenses en augmentation à la charge de l'assuré, du salarié et de l'employeur.

Parmi les autres déviances de ce système, il faut citer la contrainte pour le médecin d'augmenter ses plages horaires de travail, réduire ses congés voire les suspendre, au détriment de sa vie familiale et personnelle. **Les jeunes médecins ne veulent pas de cette vie laborieuse et malsaine.**

Nous avons vu l'augmentation dramatique des syndromes d'épuisement professionnel graves, mais des divorces, des suicides et des suspensions d'activité inopinées chez les médecins généralistes sont de tristes conséquences de ces déviances. Ces drames pourraient aisément être évités. C'est choquant.

L'installation de petites mesures comme les divers forfaits (médecin traitant, consultation nourrisson, enfants, patients en ALD, de plus de 80 ans ou moins, maladies neuro-dégénératives, ROSP, etc.) ne peuvent en aucun cas faire évoluer favorablement ce système qui reste archaïque et inadapté à la population médicale et aux patients. Ces forfaits peuvent représenter 15 à 20% du chiffre d'affaires du médecin mais n'améliorent en rien les conditions d'exercice et encore moins la pression administrative. D'aucun pense que cette manne financière permet de salarier du personnel pour aider le médecin. Courte vue hors de la scène, elle compense à peine la dévalorisation de la consultation.

Cette prime à la performance (ROSP : rémunération sur objectifs de santé publique) a pour objectif de générer des économies dans les dépenses de la Sécurité sociale. L'objectif est louable. Le moyen n'est pas éthique. Soit le médecin adapte son activité aux conditions comptables imposées lui permettant d'acquérir ces fameux points qui seront ensuite convertis en euros en sa faveur. Soit le médecin reste indifférent à cette carotte-bâton, soigne au mieux ses patients avec humanité et selon les données de la science ; l'accumulation de ses points risque de s'en ressentir, induisant une prime moindre voire insignifiante. La grosse prime est liée à une grosse activité, un sorte d'abattage d'actes. Le premier médecin sera tenté de choisir le « bon » malade pour gagner des points, de sacrifier certaines prescriptions, de forcer certains patients à se prêter aux tests de dépistage faisant fi de sa liberté individuelle et de la loi du 4 mars 2002 sur le refus de soins. Il apparaît là des discriminations insupportables tant à l'égard des patients « choisis » que des prescriptions « retenues ». En effet, l'obligation pour le médecin d'atteindre un certain pourcentage de sa patientèle dans le cadre du dépistage du cancer du sein, du col de l'utérus, de vaccinations contre la grippe, par exemple, le conduira à tendre vers une éthique de conviction à l'égard de son malade voire lui proposer un « divorce patient-médecin ». Cette déviance est-elle marginale ? Je l'espère, mais elle est d'autant plus attractive que le nombre de médecins traitants diminue régulièrement, qu'ils sont sous contraintes multiples et permanentes. Il n'en faut parfois pas plus pour qu'un conflit éclate entre un patient et son médecin, comme dans le cadre du refus d'un arrêt de travail, d'un « bon » de transport ou autre « bon » de consultation chez le spécialiste afin de respecter la filière de soins. À noter que les agressions envers les médecins augmentent depuis la mise en place sournoise de ces nouvelles obligations. **Des « bons points », des « bons pour » ne constituent-ils pas la partie émergée de l'iceberg du mépris réservé à l'omnipraticien d'aujourd'hui ?**

La relation de confiance et de respect mutuel entre un patient et son médecin, la possibilité d'exercer son art de façon appropriée, constituent les ingrédients essentiels pour limiter les phénomènes d'agressivité inter-individuelle.

Par ailleurs, cette fameuse prime à la performance ne sera versée au médecin qu'après une année de totalisation des « bons points », augmentée du temps de gestion administrative et de mise en paiement, c'est-à-dire avec un retard considérable. Aucune avance de trésorerie n'est prévue.

Les conditions de travail du généraliste, le temps médical de ses consultations, la prévention du syndrome d'épuisement professionnel, ses revenus, ne sont absolument pas améliorés par ces mesures mesquines. **Ce rapiéçage conventionnel durable n'attire pas les jeunes médecins à l'installation en milieu ambulatoire libéral. Ils**

n'en veulent pas. *« Tout sauf ça »* **disent-ils. En réalité, ils ne s'installent pas.** Ces jeunes confrères disaient déjà cela en 2010 – 2012, avec beaucoup de sérieux et de tristesse, alors que je gérais le département de médecine générale de ma faculté, que j'étais très investi dans les structures nationales d'enseignement et de recherche et que je préparais la première version de ce livre.

La mise en place d'un système alternatif au mode libéral actuel est devenue indispensable dans l'objectif de sauver l'accès aux soins. Nous verrons quelques propositions dans le dernier chapitre de cet ouvrage.

Les négociations professionnelles entre les médecins, peu représentés par de nombreux syndicats, les dirigeants de l'assurance-maladie et l'État s'organisent de façon cyclique et identique. Les médecins ont appris la médecine, les dirigeants de l'assurance-maladie sont rodés aux négociations de toute sorte, l'État applique des décisions macroscopiques, politiques et comptables, loin des préoccupations individuelles.

L'équité dans ces discussions n'y est pas.

Les médecins syndicalistes sont obligés d'investir un temps considérable pour apprendre les subtilités de la négociation et construire un projet. La division des médecins en multiples syndicats facilite la tâche de l'assureur et de l'État dont les exigences s'imposent dans un simulacre de négociations et quelques coups d'éclats bruyamment relayés par les médias. Le résultat de ce montage est un constat : **le déficit de la Sécurité sociale s'aggrave, l'accès aux soins des patients se détériore, les gaspillages perdurent.**

Les études médicales : parcours du combattant pour une cause perdue

Voyons ce que sont devenus le parcours de l'étudiant en médecine et la cause perdue pour la médecine générale dès la formation initiale.

La régularisation des flux d'étudiants : le numerus clausus ne dispense pas de l'anticipation

La formation d'un médecin généraliste demande neuf ans, bientôt dix, dans le meilleur des cas. Lorsque le jeune médecin s'installe, il le fait, le plus souvent, après une période de remplacement. La majorité des étudiants double sa première année du fait du caractère sélectif des épreuves. Le programme de la première année est très lourd. Les pressions psychologiques sont majeures, proches de l'inhumanité. Les « doublants » déploient des trésors d'imagination pour perturber, nuire aux « primants » afin de commencer la sélection dès le début de l'année universitaire. Les amphithéâtres surchargés épuisent les enseignants autant que les étudiants, tant les perturbations en tous genres altèrent l'enseignement, l'écoute, la compréhension, bref, une tranquillité propice à l'apprentissage. Le bruit, des hurlements, des projections de produits divers, dont alimentaires, font penser qu'est enfermée dans ce lieu luxueux, une colonie de mammifères hystériques. Il ne s'agit pas seulement de grands adolescents, ce sont des concurrents farouches centrés sur un concours, le premier de leurs longues études. Ce premier concours n'est pas forcément plus sélectif que ceux d'entrée dans certaines grandes écoles françaises. En revanche, l'esprit, dit « carabin », limite son caractère collectif à l'intérêt individuel. Durant les années quatre-vingt-dix, où le numerus clausus national était bloqué à 3 500 étudiants acceptés à entrer en seconde année, les impétrants étaient collés avec une moyenne des notes très largement supérieure à dix sur vingt.

Ce numerus clausus est fixé par le gouvernement selon des critères qui échappent à tous les syndicats, toutes les sociétés savantes médicales et tous les praticiens en exercice. Ces derniers n'ont eu de cesse pendant vingt ans de dénoncer ce blocage inconséquent du numerus clausus. Inconséquent est un moindre qualificatif lorsque l'on observe l'état de la pénurie médicale dans presque toutes les spécialités, sur la quasi-totalité du territoire. S'il est indiscutable que le nombre total de médecins en France a augmenté durant les vingt dernières années du XXe siècle, il en est de même du changement de notre démographie médicale et de notre population générale.

Depuis quelques années, ce numérus clausus augmente pour atteindre un nombre important (plus de 10000) et qu'il est prévu son abolition après des passages par diverses réformes. Ces à-coups intempestifs à la hausse et à la baisse expriment un manque d'anticipation politique et ne résolvent jamais les problèmes de démographie au moment opportun, notamment du fait de la durée des études et des évolutions sociologiques au sein de la population générale.

Voyons comment l'espérance de vie s'est allongée ; combien des pathologies laissées autrefois sans traitement sont actuellement médicalisées, comme les modalités d'exercice des soignants ont changé ; à quel point la natalité baisse régulièrement ; prenons en compte que les patients consomment beaucoup plus, que la vie professionnelle est souvent pathogène, enfin que le « baby-boom » opère ses ponctions de médecins arrivés la retraite autant qu'il augmente le nombre de seniors. Le nombre de praticiens est devenu insuffisant : c'est un constat ; il était facilement prévisible.

Depuis plusieurs années, les régions, les départements s'épuisent à proposer des sommes d'argent importantes pour attirer et retenir les étudiants en médecine. L'efficacité est très faible, incluse dans le très faible pourcentage de médecins qui s'installent. Les maires et toutes sortes d'employeurs privés et publics de médecins courent l'Europe pour en recruter, offrent des conditions d'installation attractives parfois obscènes. La durée moyenne d'activité de ces médecins avant retour au pays natal est extrêmement faible concernant la pratique libérale. Les hôpitaux parviennent à retenir leurs médecins étrangers, non naturalisés français, répétons-le. Cela n'est pas le cas pour les médecins désirant exercer en libéral ; de plus, notons combien cela ponctionne le vivier de médecins de ces pays. En fait, nos hôpitaux français fonctionnent grâce à l'abondance de médecins étrangers plus ou moins en formation. Autant il est pertinent et juste qu'un étudiant offre des services à l'hôpital en contrepartie de sa formation, autant il n'est pas éthique qu'un pays fonde le fonctionnement de ses hôpitaux sur ces services rendus par les étudiants français et étrangers. Les seniors sont les médecins en titre au sein d'un service. Leur nombre décroît et ils ne peuvent pas assurer à eux seuls la permanence des soins. Cette évidence inquiète.

Le blocage du numerus clausus pendant une période beaucoup trop longue a une part de responsabilité significative dans la genèse de la pénurie médicale en général et en médecine ambulatoire en particulier. Par ailleurs, protestons sur le désastre humain concernant les étudiants non admis après deux voire trois tentatives au concours de première année. Celui-ci est mal mesuré. Il a coûté cher à la France et aux familles pour ces années d'études sans débouchées. La publication par le ministère de la 20ᵉ édition de « l'État de l'école », qui compile vingt-neuf indicateurs, permet d'affiner les constats. Entre 2009 et 2021, le coût annuel par étudiant est passé de 10 220 à 11630 euros. Le coût théorique d'une scolarité de dix-huit ans (de la maternelle à 2 doublements de première année) s'évalue à 144 750 euros. Un investissement énorme pour des jeunes de vingt à vingt et un ans qui n'ont aucune formation, qui doivent se réorienter et souvent gérer une énorme déception voire une dépression. N'oublions pas le coût qui revient aux familles.

Ce numerus clausus est un curseur aussi efficace que pernicieux lorsqu'il est manié sans anticipation. La durée des études et le délai entre l'obtention du diplôme et l'installation, la féminisation de la profession médicale, le changement des choix de vie des jeunes médecins refusant des semaines « charrette » à l'emporte-pièce, sont des paramètres qui n'ont pas été pris en compte par nos décideurs politiques malgré l'insistance des syndicats et autres sociétés savantes de médecins.

Les Ordonnances Debré en 1958 ont laissé la médecine générale hors de l'université

Cette disposition législative a créé les Centres Hospitalo-Universitaires (CHU) réunissant en un même lieu les malades, les médecins, les enseignants et les chercheurs. Rassembler au cœur d'un même établissement malades, médecins et étudiants a donné un élan formidable à la médecine française à travers des soins de qualité, une formation médicale de haut niveau et une recherche médicale facilitée par la cohabitation du malade et du chercheur. Cette réforme a également créé le statut des médecins hospitalo-universitaires dits bi-appartenants, à la fois praticiens hospitaliers et enseignants-chercheurs. Les médecins qui ont fait le choix de conserver leur activité libérale associée à une pratique hospitalière partielle n'ont pas pu accéder à ce statut. Par ailleurs, cette bi-appartenance s'est organisée autour des spécialités médicales et chirurgicales, laissant hors du CHU les omnipraticiens de l'époque. Malgré son génie, cette disposition législative n'a pas su adapter la formation du futur médecin généraliste dont le CHU garde la charge. D'où l'énorme fossé entre la formation *patchwork* pluri-spécialisée de ce médecin et les missions du généraliste en milieu ambulatoire. Aujourd'hui encore, nombre de confrères des CHU sont dans le déni de ce hiatus. Il a fallu attendre la loi du 22 décembre 1982, qui pose les bases de la formation spécifique à la médecine générale au cours d'un troisième cycle, pour que la discipline force son entrée à l'Université, vingt ans plus tard.

Dès 1978, des pionniers généralistes ont mis en place des expérimentations de stages auprès des praticiens de premier recours en ville et une formation théorique spécifique facultative. Les décrets d'application de cette loi ont vu le jour à partir d'avril 1984 avec la mise en place des stages auprès de praticiens de médecine de ville et l'organisation d'une formation théorique.

L'installation de ce troisième cycle a été une double épreuve : définir et écrire les bases conceptuelles de la discipline, l'État français ne disposant pas de missions claires du métier, et négocier sans relâche avec les instances politiques et administratives pour appliquer lois et décrets organisant ce cycle. Cette double épreuve, que l'on peut qualifier de force, a évolué vers une filière universitaire de médecine générale vers les années 2010. Il aura fallu près de trente années pour la créer sachant que les effectifs actuels d'enseignants sont insuffisants. Il s'agit de servir la santé publique. À ce jour, la formation du médecin généraliste lui permet d'assumer de façon satisfaisante les caractéristiques de la discipline telles qu'elles ont été développées précédemment. Mais les jeunes diplômés ne s'installent pas ou dans de faibles proportions, au plus près de la « faculté nourrice » et souvent à temps partiel.

La qualité de la médecine générale exige que ses internes suivent une formation en alternance

Les stages auprès du praticien de médecine générale avaient, en 1984, une durée de trente demi-journées au maximum, pris sur la durée d'un des quatre stages hospitaliers de six mois. Le troisième cycle des études médicales comprenait donc ces quatre stages hospitaliers et quelques heures d'enseignement théorique, répartis sur deux années. Un cinquième semestre est apparu en 1997 *(Décret n° 97-495 du 16 mai 1997, modifié par le décret n° 97-1 213 du 24 décembre 1997, relatif au stage pratique des résidents auprès des praticiens généralistes agréés)*. Il devait se dérouler auprès d'un ou plusieurs praticiens de médecine générale. Ce fut un réel progrès malgré les difficultés de mise en pratique. Bon nombre d'étudiants n'étaient pas motivés pour sortir de l'hôpital où l'image de la médecine générale qui y était transmise était fortement négative. De plus en plus de généralistes enseignants étaient formés à la pédagogie d'adulte et aux contenus d'enseignement ainsi qu'à la direction de thèse.

Il a fallu attendre 2001 pour qu'un sixième semestre vienne compléter ce troisième cycle de médecine générale *(Arrêté du 19 octobre 2001 modifiant l'arrêté du 29 avril 1988 modifié relatif à l'organisation du troisième cycle des études médicales)*. Cependant, les résistances étaient terribles et sournoises telles qu'elles apparaissent au cœur du texte de ce décret. L'ajout d'un adverbe « préférentiellement » est venu métamorphoser l'esprit d'un texte longuement discuté et négocié entre la profession, les doyens de faculté de médecine et les ministères. Cet adverbe s'attachant à rendre facultative, voire accessoire, la réalisation de ce sixième semestre de stage auprès d'un praticien de médecine générale. Ce stage en autonomie supervisée, nommé SASPAS, pour l'interne arrivé au terme de ses études, lui aurait permis de suivre un tiers de sa formation dans le champ de son futur exercice et deux tiers en milieu hospitalier plus ou moins spécialisé. La conférence des doyens s'est organisée pour qu'un de leur membre, devenu conseiller auprès du ministre de l'Enseignement supérieur et de la recherche, fasse adopter comme règle définitive que 30 % au maximum des internes puissent prétendre à ce second stage. Cette règle était justifiée par la volonté de maintenir le maximum d'internes de médecine générale dans les services hospitaliers : une main-d'œuvre à bon prix, corvéable à merci. Ainsi, la grande majorité des jeunes diplômés en médecine générale ne bénéficiait que d'un stage en ambulatoire sur six durant son troisième cycle de médecine générale, jusqu'en 2017. Autant que le temps de formation minimum dans un service de CHU hyper-spécialisé, dont l'intérêt pour un futur praticien de médecine générale n'a jamais été démontré. En revanche, l'utilité pour le fonctionnement de l'hôpital est une évidence.

Actuellement, tous les internes peuvent réaliser un SASPAS ainsi que leur stage « mère-enfant » en milieu ambulatoire et participer aux enseignements théoriques à la faculté. Cette heureuse évolution est liée à l'existence de la filière universitaire de la discipline.

Une quatrième année d'internat composée d'une pratique en soins primaires, principalement ambulatoires, supervisée par un maître de stage universitaire, offrira aux jeunes « docteurs juniors » une expérience encadrée tant dans les dimensions médicales que médico-administratives et légales. Cette quatrième année aura-t-elle pour effet secondaire de favoriser l'attrait des jeunes pour une pratique médicale en ville, voire en milieu rural ? Il faut que les conditions humaines et administratives de l'exercice ambulatoire évoluent concrètement, ce qui n'apparaît pas au sein du concert joué par les ministères et l'Assurance maladie.

La formation théorique garde toute son importance et doit alterner avec ces stages. Là encore s'exprimait la plus pernicieuse résistance de la part des responsables de service et autres seniors hospitaliers, qui interdisaient ou pénalisaient les internes qui quittaient le service pour se rendre aux enseignements théoriques. Depuis quelques années, les internes peuvent participer aux enseignements. Les services hospitaliers qui ne libèrent pas leurs internes sont retirés de la liste proposée au choix des stages.

Le corpus de connaissances en médecine générale est écrit et mis à jour à travers des congrès, colloques et autres recherches en santé. Il est travaillé par les enseignants de la discipline en relation avec leurs homologues européens, parfois mondiaux. Nous l'avons vu, ce corpus décrit les missions du généraliste, lesquelles s'étendent du patient à la dimension de santé publique. Prévention, dépistage, prédiction, soins, continuité et permanence des soins en constituent les bases.

Le Collège National des Généralistes Enseignants

Fondé dès 1983 par les Dr Jehann de Butler et Albert Herceck principalement, le CNGE a très rapidement créé une école de formation de ses cadres. Celle-ci, appelée École de Riom, du nom de la ville située au nord de Clermont-Ferrand, où se déroulaient les séminaires, du vendredi midi au dimanche midi, a formé plusieurs centaines de ces généralistes enseignants et maîtres de stage. Le niveau de formation à la pédagogie des enseignants de médecine générale a rapidement fait de nombreux envieux au sein des hôpitaux généraux et des CHU. Ainsi, plusieurs chefs de clinique et praticiens hospitaliers, français et étrangers, ont-ils bénéficié de nos enseignements, en France ou dans leur pays. Une vraie dynamique vers la qualité de la formation de nos futurs confrères était née. Des filières ont été créées au sein de l'école, avec évaluation finale et mémoire. Il en existait trois : la maîtrise de stage, l'enseignement théorique, la recherche. Les enseignants se sont beaucoup investis, à leurs frais le plus souvent, pour décrocher ces validations, fussent-elles non reconnues par l'Université. Au-delà de la formation adaptée qui était offerte aux impétrants, ils pouvaient faire valoir ces efforts d'apprentissage dans leur dossier de demande de nomination en qualité de maître de conférence associé lorsque ces postes ont été créés en 1994. Malgré des résistances aux enjeux douteux de la part de certains doyens de facultés de médecine françaises et quelques PU-PH (Professeur des Universités-Praticien Hospitalier), les internes de médecine générale ont fait montre d'un intérêt grandissant pour ces stages en ville. En même temps, le nombre de travaux de thèse réalisés dans le champ de la médecine générale a littéralement explosé. Leur qualité méthodologique notamment n'a cessé de croître selon les termes des présidents de jury qui ne pouvaient être que des PU-PH en exercice, donc non généralistes, jusqu'en 1995. Parallèlement, la recherche clinique en médecine générale s'est organisée, le plus souvent aux frais des médecins, permettant la publication de travaux de grande valeur, comme en témoignent revues et congrès internationaux.

Le Diplôme d'Études Spécialisées de médecine générale

La création du DES, en 2004, a constitué un énorme espoir pour la communauté médicale ambulatoire. Très rapidement, la création d'une vraie filière universitaire de médecine générale s'est trouvée remplacée par une sorte de passerelle facile vers les DES complémentaires pour les futurs urgentistes, gériatres et autres phlébologues. Dans la mesure où nos jeunes confrères souhaitent majoritairement s'orienter vers un exercice salarié ou plus exactement non libéral, l'hémorragie de nos troupes d'internes de médecine générale vers ces disciplines complémentaires s'est produite naturellement, sans délai. Le phénomène s'est calmé lors de la création des DES de ces disciplines au début du siècle.

L'atlas de la démographie du Conseil national de l'Ordre des Médecins publie depuis quelques années, rappelons-le, que moins de 9 % des jeunes diplômés s'installent en médecine générale un an après l'obtention leur doctorat, 17% à cinq ans. Faute de praticiens sur le terrain, l'accès aux soins en médecine générale se trouve déplacé vers les services de tri et d'urgences des cliniques et hôpitaux. Le phénomène s'accélère en 2024 - 2025. L'épidémie de COVID n'y est pas pour grand-chose. Cela signifie essentiellement que l'offre de soins pour le suivi des patients et des malades chroniques en ville s'étiole. Un confrère spécialiste assure au mieux un suivi de la pathologie dont il a la compétence. Le patient souffrant de plusieurs maladies chroniques ne bénéficie plus d'un suivi coordonné, synthétique et économe. Le patient ayant besoin des missions offertes par la médecine générale ne trouve plus le professionnel compétent et adapté. Rappelons ces missions qui peuvent être à la fois la prise en charge globale du patient, c'est-à-dire biopsychologique inscrite dans son contexte social, les premiers recours, la coordination des soins et des intervenants, la continuité des soins, l'éducation à la santé et l'éducation thérapeutique, la prévention, le dépistage, le repérage de pathologie lourde.

Nos services d'accueil, de tri et d'urgences au sein des hôpitaux ont des missions qui diffèrent fondamentalement de celles de la médecine générale. Il en est de même pour nos confrères spécialistes d'organe ou d'âge. Les missions des services d'urgences comprennent : l'accueil des patients 24 heures sur 24, adultes et enfants de plus de quinze ans (avec pour ces derniers une autorisation écrite des parents), sans discrimination de race ou de religion ; la réalisation de soins pour tous et l'orientation des patients vers un service spécialisé répondant au problème de santé présenté ; la mise en œuvre rapide des procédures de diagnostic, de traitement, de surveillance thérapeutique qui ne doivent pas excéder quelques heures. Telle était la situation en 2012 ; aujourd'hui, elle s'est notablement dégradée tant dans l'accès à ces services que dans la qualité des soins qui y sont prodigués.

Cette carence de l'accès aux soins en médecine générale constitue une réelle perte de chance pour nos concitoyens. L'organisation des soins en France pourra-t-elle se métamorphoser avant que la médecine générale ne meure, avec bien des malades ? Inclura-t-elle la dimension éthique dans d'éventuelles prises de décision politiques ? Nous verrons plus loin quelques propositions.

Le second cycle des études médicales et la médecine générale : de la dépréciation à la valorisation

La formation des étudiants au cours de leur second cycle des études médicales constitue un corpus commun de connaissances et de savoirs procéduraux, quel que soit leur projet professionnel. Depuis 2013, le second cycle débouche sur un diplôme de formation approfondie en sciences médicales (DFASM), équivalent à un MASTER (Arrêté du 8 avril 2013 relatif au régime des études en vue du premier et du deuxième cycle des études médicales. Article 5. JORF n°0095 du 23 avril 2013.). Les compétences sont définies dans cet arrêté : clinicien, communicateur, coopérateur, acteur de santé publique, praticien réflexif, scientifique, responsable aux plans éthique et déontologique. Ces compétences permettent aux étudiants de s'orienter vers un troisième cycle de spécialité hospitalière ou ambulatoire. L'introduction de notions

d'éthique et de déontologie mérite d'être soulignée.
Ce second cycle comprend toujours des enseignements théoriques et des stages. Le grand changement tient dans l'obligation pour les étudiants de réaliser un stage complet en médecine générale auprès d'un maître universitaire. Cependant, le nombre de terrains de stage est insuffisant et les étudiants ne peuvent pas tous le réaliser. La dégradation de la démographie médicale, le surmenage des généralistes restants en activité, l'augmentation du nombre de médecins en activité partielle constituent les principales explications du manque de terrains de stage. Comment espérer une évolution favorable à court et moyen terme ? À l'époque où il y avait suffisamment de médecins en exercice, le législateur n'entendait pas nos explications et nos demandes, aujourd'hui, la loi existe mais les cabinets sont vides.

Un autre réforme de ce deuxième cycle, en 2021, a mis en place des stages professionnalisants que l'étudiant doit réaliser lors de sa dernière année. Ces stages ont une durée allongée de 50%.

Cette nouvelle maquette permettra-t-elle de valoriser l'exercice de la médecine générale ? Valoriser, c'est-à-dire permettre aux étudiants de connaître les missions de la discipline, intégrer qu'il s'agit d'une spécialité à part entière et non le fourre-tout défini par la négation des autres spécialités. Conduira-t-elle les médecins hospitaliers à cesser le dénigrement soutenu de la médecine de ville, qui a prévalu durant tant de décennies ? Non seulement ils ont contribué à la dépréciation de l'image de la médecine générale au sein des cohortes d'étudiants successives et donc à la désertion de la médecine de ville mais ils n'ont vraiment pas servi leur propre cause. Une conduite non éthique n'a aucune chance de déboucher sur un résultat favorable.

Alors que l'accès au troisième cycle des études médicales était lié à un Examen Classant National (ECN), jusqu'en septembre 2023, un de mes internes, classé parmi les dix premiers à ce concours national a été convoqué par le doyen au lendemain du choix : « *vous ne devez pas choisir la médecine générale, c'est du gâchis ! Vous pouvez faire valoir votre droit au remords* » lui dit-il. Quelques années plus tôt, une de mes patientes s'était très bien placée à ce concours. Lorsqu'elle annonça à son patron, heureuse, qu'elle avait choisi la médecine générale, il la chassa du service pour la journée dans une bruyante colère au lit d'un malade. Ces deux anecdotes ne pouvaient pas être isolées même s'il s'agit de ne pas généraliser de tels comportements déviants.

En conclusion, y a-t-il un avenir pour une médecine générale ?

Les choix politiques depuis quatre décennies conduisent à se poser cette question : quelle médecine générale veut la société ?

Près de quarante années d'exercice de la médecine générale m'amènent à constater que la part médicale recule de façon inquiétante dans la consultation devant la part administrative, gestionnaire et comptable. Ce constat ne m'est pas réservé, tous les médecins généralistes s'en plaignent dès l'instant qu'on les écoute. Même les médias, enfin, relayent ce constat. Dans ma pratique actuelle, environ la moitié de ce temps est utilisée à rédiger des formulaires permettant au patient de faire valoir ses droits. Si la demande est légitime, la concentration de cette tâche sur le médecin « traitant » est lourde, fastidieuse et démotivante. Un temps de plus en plus important, hors consultation, est occupé à la rédaction et au renseignement de formulaires administratifs. La mise en place du concept administratif de « médecin traitant », en 2004, l'oblige à rédiger ces documents, courriers, formulaires réclamés par les patients et diverses institutions : Sécurité sociale, entreprises, écoles, services juridiques, associations sportives, assurances, administrations diverses, etc. Certains confrères hospitaliers refusent de rédiger leurs prescriptions de transports, de biologie, d'imagerie, renvoyant le patient vers son **« médecin traitant » devenu le scribe moderne de la médecine en France.** Un scribe moderne, en effet, car il doit également téléphoner lui-même aux confrères hospitaliers pour obtenir les comptes rendus de consultation et d'hospitalisation, prendre rendez-vous de consultation pour les patients nécessitant un avis rapide, afin de réduire les délais d'accès, parfois en vain. La société doit se poser une question de fond : doit-elle investir tant de moyens, notamment financiers, pour former un tel professionnel ? N'y a-t-il pas un décalage étourdissant entre les compétences professionnelles que l'interne en médecine générale acquiert pendant trois années, bientôt quatre, de préparation au Diplôme d'Études Spécialisées succédant aux six années des deux premiers cycles et les missions que la société réserve et impose à ce praticien ? Neuf années d'études difficiles et passionnantes pour exercer la fonction de scribe médico-administratif respectant des critères financiers imposés par les institutions sont-elles nécessaires ? Il est logique de voir apparaître cette proposition d'un ancien doyen de faculté de médecine : « les études de médecins doivent être réduites de deux années, une dans les deux premiers cycles, une en troisième cycle ». Il parle pour toutes les spécialités sans évoquer l'impact de l'intelligence artificielle.

Examinons trois versants de cette question.

Le versant culturel. L'Institut de Recherche et Documentation en Économie de Santé (IRDES), comme la Sécurité sociale, publient depuis plusieurs décennies que les patients font confiance à leur médecin généraliste pour plus de 82 % d'entre eux sur une durée de dix ans. Cependant, il existe une ambivalence sociétale. Les patients font confiance à leur médecin de famille de façon majeure alors que dans le même temps, ce médecin est régulièrement dénigré, objet de critique, méfiance et suspicion si l'on s'en tient aux éclairages médiatiques réguliers, aux comportements suspicieux de certains membres du personnel des institutions hospitalières et administratives. Par ailleurs, l'attirance de nos concitoyens pour des médecines non validées, voire ésotériques, onéreuses, non prises en charge par l'Assurance maladie, est de plus en plus forte, comme si la médecine actuelle dont les progrès et l'efficacité sont flagrants, devait être boudée. Il est vrai que son accès est difficile. Les coutumes ont leurs paradoxes que la raison ignore. Mais, tout de même, cet engouement pour les médecines parallèles et l'ésotérisme a un sens qu'il serait pertinent d'analyser au-delà d'un phénomène de mode social. Qu'est devenue l'écoute au sein de la séance médicale ? Le médecin généraliste peut-il offrir une écoute attentive et active à ses patients dans cette course à l'acte, seule possibilité qui lui reste pour maintenir son chiffre d'affaires et supporter ses charges ? Pour des raisons différentes, l'écoute du malade hospitalisé est tout autant altérée.

Le versant économique. Face aux multiples interventions des politiques et des décideurs des caisses de Sécurité sociale, largement relayées par les médias écrits et télévisuels, les médecins ont un sentiment d'incompréhension et d'impuissance. Les modalités d'exercice de l'art médical changent, plus ou moins à l'insu du médecin lui-même. L'observation passive de l'arrêt d'activité des praticiens libéraux en cours de carrière, parfois très tôt, pour s'engager dans des modes d'exercice salariés, l'effondrement vertigineux du pourcentage d'installation en milieu ambulatoire des jeunes diplômés de la discipline, sont des déterminants forts de cette impuissance des médecins à lutter contre les attitudes politiques générant des inégalités sociales de santé. **Là s'inscrit également une profonde perte de sens pour ces professionnels.**

Au décours de la sortie de la première édition de ce livre, les rédactions des médias audio et télévisuels n'ont pas répondu à mes demandes d'interview. Le rédacteur en chef d'une chaine de télévision m'a expliqué au téléphone que mon nom n'avait « aucune valeur ajoutée » pour un journal ou une émission ! Le thème n'a pas pu être évoqué. Le regard de la société sur la médecine générale en 2013 ne semble pas avoir évolué en 2025 en dehors de quelques lamentations médiatisées sur le nombre de patients sans médecin traitant et l'insuffisance d'implication des généralistes dans les systèmes de garde nocturnes, dominicaux et des fériés.

À échéances fixes, le mélodrame des discussions conventionnelles, sous influence de l'État, confirme la confusion faite entre des revendications purement professionnelles d'ordre fiscal, tarifaire, et les aspects ayant trait à l'activité médicale comme la nomenclature, les tableaux statistiques d'activité, les commissions conventionnelles, ou encore les aspects relatifs à l'activité économique générale. Cette dernière comprend « l'équilibre » de l'assurance maladie, « l'enveloppe globale » et succédanés, le rapport dépenses hospitalières/dépenses libérales, les « dissociations » entre honoraires et remboursement. Le cœur du métier, la part médicale sont absents de ces joutes.

La demande de l'usager est d'être bien soigné, mais il lui est difficile d'évaluer seul l'utilité de ce qu'il consomme. On peut donc pointer une première particularité du Marché de la Santé : c'est la délégation du consommateur vers le producteur. Il s'agit là d'une demande induite : en dehors de la prise de décision de consulter, il n'y a plus confrontation et opposition mais convergence entre consommateur (le patient) et producteur (le médecin). Le médecin n'est pas un garagiste ni un plombier !

Une deuxième particularité du Marché sanitaire consiste en l'administration des prix, c'est-à-dire qu'ils ne relèvent pas d'un phénomène de concurrence entre producteurs, mais d'un accord tarifaire devenu une décision ministérielle imposée. Ainsi le tarif de la consultation de médecine générale en premier secteur conventionnel reste-t-il bloqué par séquences de cinq à six ans. Les comptes de l'assureur n'en sont pas moins désastreux, l'espérance de vie pour les personnes de cinquante à soixante-cinq ans baisse en France selon les données de l'Institut national d'études démographiques (INED) plaçant la France au 10e rang des pays européens pour les femmes et au 11e pour les hommes.

Le caractère aléatoire de la dépense est la troisième particularité. La dépense est imprévisible, l'utilité en est éventuellement vitale, le coût peut en être parfois et soudainement prohibitif (exemple d'un séjour prolongé dans un service de réanimation d'un CHU).

Tous ces phénomènes concourent à rendre impossible le fait que le patient puisse payer la dépense à son prix au moment précis où elle a lieu. Le consommateur ne choisit pas le moment de sa consommation : il affronte directement la maladie plus le coût d'un besoin qu'il ne désire pas. Ce type de mécanisme économique est celui qui conduit le client à se garantir contre la survenue d'un événement non souhaité : c'est l'assurance. En matière de santé, cette assurance est obligatoire. Or le comportement de tout assureur consiste toujours à faire coïncider « prix » et « risque ». La notion de solidarité prend là toute sa valeur, celle qui a été le germe de la naissance de la Sécurité sociale en 1945 prenant en charge sans distinction ce qui pourrait être appelé le « grand risque » et ce qui pourrait être appelé le « petit risque ».

L'évolution de ce système ne se ferait-elle pas vers la distinction entre les risques et l'abandon de nombre d'entre eux ? Les multiples déremboursements, les multiples et additionnelles franchises sur les boîtes de médicaments, les consultations, les examens de biologie, les examens d'imagerie, les actes chers, certains tickets modérateurs, etc. concourent à l'abandon de ce « petit risque », qu'il est politiquement incorrect de nommer ainsi. Là se pose la question éthique d'un choix de société dont les déterminants semblent aussi partiels que la prise en compte des conséquences en termes d'équité sociale de santé. Les personnes percevant de hauts revenus peuvent se payer des soins que celles disposant de gains faibles doivent abandonner. Notons la prise en charge à 100% des soins dentaires, les audio prothèses, des lunettes par la Sécurité sociale et les mutuelles, dans le cadre du « reste à charge zéro » depuis 2021. Un réel progrès pour les dix millions de français qui en ont bénéficié depuis sa mise en place.

Cependant, l'inégalité sociale d'accès aux soins est encore plus criante lorsqu'on observe la consommation médicale des personnes disposant des moyens financiers pour cotiser à une mutuelle prenant en charge les dépassements d'honoraires. Cette prise en charge du ticket modérateur et de l'excédent d'honoraires les autorise à consommer facilement, utilisant ainsi les fonds de la sécurité sociale. Les personnes ne pouvant s'offrir un tel contrat complémentaire consomment moins, utilisent moins les fonds solidaires de la Sécurité sociale. Proportionnellement, les derniers cotisent à l'assurance maladie de façon identique. Il s'agit là d'une inégalité sociale d'accès aux soins et de santé. Que devient la justice distributive ? Faut-il y voir une part d'explication de la moindre espérance de vie chez les ouvriers que chez les cadres supérieurs.

L'impact de ces deux versants apparaît directement sur l'activité des services de tri et d'urgences des hôpitaux et cliniques. Ces services ont vu leur activité augmenter de façon considérable depuis le début du siècle. Dans le même temps, les urgentistes se plaignent de devoir prendre en charge des patients qui présentent des problèmes de santé bénins, non urgents. L'importante diminution des producteurs de soins ambulatoires associée à la pratique du tiers payant par ces services dits « d'urgences », leur accès 24 heures sur 24, 7 jours sur 7, engendre simplement le déplacement de la population vers les hôpitaux et les cliniques. Ces services « d'urgences » ne peuvent pas fondamentalement offrir les mêmes services que la médecine générale ambulatoire. Leurs missions concernent le soin curatif d'urgence et le tri des personnes selon la gravité du problème de santé. La prévention, l'éducation, le suivi, la coordination, la prise en charge globale, etc. n'appartiennent pas à ces missions.

Le versant éthique a déjà été approché à travers un accès aux soins inéquitable et l'émergence d'inégalités sociales de santé. L'iniquité de cet accès aux soins est aggravée entre les milieux rural et urbain. L'accès aux plateaux techniques, imagerie notamment, est particulièrement inéquitable entre la ville et les champs. L'existence d'un secteur privé et d'un secteur public à l'hôpital creuse également cette iniquité. La mauvaise répartition géographique des médecins généralistes sur le territoire contribue à ces inégalités sociales de santé.

Le médecin décide et prescrit sous de multiples influences. Certaines facilitent la qualité des soins, d'autres la compromettent. Les scandales autour du médicament et le rôle des laboratoires pharmaceutiques par l'intermédiaire des visiteurs médicaux ne constituent pas les seules influences peu éthiques et compromettantes de la qualité des soins. Nous avons déjà abordé la problématique de la ROSP des généralistes (Rémunération sur objectifs de santé publique) et les déviances qu'elles génèrent laissant de plus en plus de patients polypathologiques et âgés sans médecin traitant, de femmes sans suivi de prévention et de dépistage. L'équité n'y est pas, vraiment.

Malgré une nette amélioration de la formation pratique de l'interne en médecine générale, son champ d'observation et d'exercice reste hospitalier et citadin. Le médecin rural, éloigné du premier plateau technique, souvent saturé, n'exerce pas de la même manière que son confrère généraliste de ville disposant d'équipements à proximité. Or le carré de White[1] exprime clairement que l'hôpital général, installé dans une ville de moyenne ou grande importance, ne prend en charge que sept pour mille des problèmes de santé présentés par les personnes de la population générale, le CHU un pour mille. Encore aujourd'hui, le jeune médecin généraliste qui s'installe à la campagne devra découvrir seul les solutions à proposer aux problèmes que ses patients lui présenteront. Les lieux de stages en milieux ruraux sont insuffisants, volontiers faute de maîtres de stage, faute de médecins souvent, mais aussi du fait de la méconnaissance de ce mode d'exercice, de méconnaissance qu'une vie privée et culturelle de qualité est possible. Les internes expriment bien leur inquiétude vis-à-vis d'un exercice qu'ils ne connaissent pas, loin de la faculté où exercent leurs correspondants spécialistes, loin de leur tissu social et amical, craignant pour la qualité des études de leurs enfants. Ces paramètres associés à la découverte de la lourdeur administrative et comptable de l'exercice ambulatoire, qu'ils découvrent lors de leurs stages, les démotive pour plus de 90 %.

La loi Hôpital Patient Santé et Territoires (HPST) espérait 400 contrats d'engagement de service public (CESP)[2] avec les étudiants en médecine en 2009. De 2010 à 2019, entre 400 et 634 contrats ont été ouverts à candidature. Ce sont 37 à 50% des carabins qui ont opté pour cette bourse d'études de 1 200 euros (en 2010) par mois sur la durée des études contre la promesse d'installation en zones sous-dotées en médecins généralistes pendant une durée équivalente aux études sous contrat. 3014 contrats ont été signés durant cette période. 646 installations en France ont eu lieu et 154 médecins sont libérés de leur engagement. Dans le détail, 90% des signataires se sont installés dans la région de leur cursus, c'est-à-dire 65 médecins se sont installés dans une région différente de celle dans laquelle ils ont réalisé leurs études. 79% sont installés en libéral, 17% en salariat et 4% mixte ; la médecine générale représente 89% de ces contrats selon une évaluation réalisée par le Centre national de gestion des praticiens hospitaliers et directeurs de la fonction publique[3].

La question de l'efficacité se pose autant que l'observation du principe d'aubaine.

La médecine générale ambulatoire s'anémie de façon chronique. Au-delà des discours lubrifiés de nos politiques, aucune action efficace n'est mise en place pour interrompre et colmater ces hémorragies de généralistes du milieu ambulatoire. **La population n'est pas préparée à cette pénurie médicale. Elle s'adapte sous contrainte, mais les inégalités sociales de santé et les iniquités d'accès aux soins de premier recours s'aggravent au quotidien**. L'avenir de la médecine générale en ville tient à un maigre fil.

Certaines personnes, du monde universitaire et de l'Académie de médecine, posent la question d'un surnombre de médecins dans les années 2040 – 2050 alors que la population générale sera relativement stable (baisse de la natalité), que les générations de médecins ayant vécu les numérus clausus à 3500 étudiants arriveront à la retraite, que les procédures de soins seront soulagées par l'intelligence artificielle, que les patients auront appris à se débrouiller seuls éventuellement à l'aide de systèmes extra-médicaux (médecins parallèles notamment), etc. La réflexion paraît incongrue aujourd'hui alors que nous sommes en crise démographique grave mais elle est pertinente. Si enfin une réflexion anticipatoire apparaît au sein de la société civile les drames que nous vivons pourraient ne pas se répéter quelle que soit leur forme (chômage des médecins, inflation des actes, etc.). « Attendre et voir » reste la méthode des faibles et des incompétents ; nous la subissons au quotidien. La vie est animée telle des mouvements de balancier, essentiellement lorsqu'elle n'est pas l'objet d'une observation critique, de réflexions sérieuses et de décisions fondées sur des données valides et pertinentes.

À la question initiale *« la situation de la médecine générale d'aujourd'hui répond-elle aux critères qui la définissent ? »*, la réponse est non.

Voyons quelques propositions pour y parvenir.

Références bibliographiques

La médecine générale : une définition internationale

[1] - Médecine générale. *Concepts et Pratiques*. D. Pouchain et Coll. Masson. 1996.

[2] - Braun Br. *Pratique, critique et enseignement de la médecine générale*. Payot.1979, p101-117.

[3] - J. de Butler. *Pourquoi et comment surviennent les maladies psychosomatiques ?* Entretiens de Bichat.1985. Vol. thérapeutique, p 40-3.

L'accès aux soins : que sont la liberté, l'égalité, la fraternité devenues ?

[1] - Hervé Ch. *Éthique, politique et santé*. Puf. Décembre 2000.

[2] - *Convention nationale organisant les rapports entre les médecins libéraux et l'assurance maladie*. Juillet 2011.

En conclusion, y a-t-il un avenir pour une médecine générale ?

[1] - White KL. *The ecology of medical care : origins and implications for population-based healthcare research.* Health Serv Res. 1997 ; 32 : 11-21.

[2] - http://www.sante.gouv.fr/le-contrat-d-engagement-de-service-public - cesp.html.

[3]– Données sur les installations dans le cadre du dispositif CESP au 1er septembre 2020. Centre National de Gestion. https://www.cng.sante.fr

Propositions

Propositions

Négocier, avec quel partenaire ?

Négocier, sur quoi ?

Trois propositions de réflexion

Qu'en est-il des pays mieux classés que
la France par l'OMS ?

Références bibliographiques

Nous venons d'en faire le constat, la médecine générale exercée en libéral dans les conditions actuelles est en fin de vie. Faut-il s'acharner ? Les mêmes causes générant les mêmes effets, l'inégalité de l'accès aux soins de premier recours ne peut que s'aggraver durant les dix à quinze années à venir si des changements structurels ne sont pas mis en place. Les expérimentations de transfert de tâches permettront peut-être de colmater quelques brèches, de permettre aux patients d'accéder à un professionnel de santé, infirmière, pharmacien, kinésithérapeute, orthoptiste, etc. Que deviendra leur responsabilité civile professionnelle si un retard dans l'identification d'un problème de santé est caractérisé ? Retard qui se répercutera sur un retard diagnostique, un retard thérapeutique, etc. La charge mentale pour ces acteurs délégués pourrait bien être majeure avec les conséquences qui en découlent. Par ailleurs, sommes-nous certains de ne pas être à l'aune d'une pénurie de pharmaciens, d'infirmières ?

Ce n'est pas tant le statut de la médecine générale qui est en jeu, mais bien celui de la santé publique. La première est la seule à pouvoir répondre de façon transversale à un problème de santé ; elle prend en compte la santé publique et contribue à une économie équilibrée. Nous le verrons, elle ne peut supporter seule le poids de cette évolution plurifactorielle. Les communes, les agglomérations, les départements et les régions doivent s'impliquer au côté de l'État et de la Sécurité sociale. Certaines communes dépensent des budgets énormes pour recruter un médecin, le plus souvent en vain. D'autres collectivités investissent également des sommes d'argent conséquentes pour tenter de remédicaliser leur territoire. Ne manque-t-il pas une coordination, ainsi qu'une certaine cohérence dans toutes ces onéreuses actions *patchwork* ?

Améliorer l'accès aux soins pour tous s'appuie sur un recentrage des missions du généraliste sur la part médicale. Dans un premier temps, il s'agit de mettre en place des délégations de tâches, certes, mais coordonnées et permettant une réelle ouverture de l'accès aux soins de premiers recours pour tous. Les infirmières de pratique avancée (IPA) devraient être en première ligne.

Négocier, avec quel partenaire ?

Les hommes politiques, les conseillers techniques ministériels, et responsables universitaires souhaitent rencontrer, négocier avec un groupe représentatif de la profession médicale et si possible de chaque spécialité. Des syndicats existent et représentent l'ensemble des médecins au sein des négociations avec les décideurs de la politique de santé en France. Malheureusement, nous nous trouvons devant deux obstacles à une réelle représentativité : d'une part le faible nombre de médecins syndiqués rend médiocre la représentativité des organisations, d'autre part, en leur sein, les dirigeants sont souvent éloignés du terrain de la médecine praticienne. Ils sont obligés d'investir un temps considérable dans leurs fonctions syndicales, déserter leur cabinet et appréhender difficilement la réalité complexe et exigeante, évolutive, de la pratique de la médecine générale. Ce défaut de vécu au quotidien les place en difficulté pour relayer les choix de « la base », en fait d'une faible base.

La multiplication des réunions entre ces représentants syndicaux et tous les organismes officiels impliqués les extirpe donc de leur pratique médicale, les éloigne de l'exercice au quotidien, à leur corps défendant. Sont-ils pour autant des partenaires pertinents ? Non, et cela pose la question de leur crédibilité. Cette question apparaît entre autres à travers la création d'un mouvement non syndical de plusieurs milliers de médecins, « Médecins pour demain », la création d'un nouveau syndicat regroupant les médecins exerçant en secteur III, c'est-à-dire non conventionnés. En fait, il n'existe pas de syndicat qui puisse prétendre porter la voix de la majorité des médecins, cela fait la force des négociateurs de l'Assurance maladie et des fonctionnaires des ministères : diviser pour mieux régner.

Ainsi, la population médicale a peu ou pas voix aux décisions prises. La résultante de cette organisation, fondée depuis plusieurs décennies non sur une éthique de responsabilité mais sur une éthique de conviction, non sur une justice distributive mais sur une justice corrective voire punitive, conduit à la désertification de la médecine générale. Force est de le constater.

La rotation régulière de ces « médecins négociateurs », à travers un mandat non renouvelable, serait un premier pas vers une « vraie » voix professionnelle dans ces négociations. Face aux professionnels de la négociation que sont les partenaires sociaux, les généralistes auraient le mérite de défendre la vie professionnelle pour eux-mêmes et leur patient, au quotidien. Encore faudrait-il que ces réunions répondent aux critères de l'éthique de la discussion si bien décrite par Jürgen Habernas[1] : « *Tu parleras et tu laisseras parler, tu ne mentiras pas et tu n'entendras pas le mensonge, tu ne manipuleras pas et tu n'entendras pas la manipulation* ». Voilà quelques principes éthiques que j'ai peu connus lors des réunions auxquelles j'ai participé au sein de la CNAM, du ministère de la Santé, de l'Université.

Négocier, sur quoi ?

Envisageons ces négociations autour de cinq grands thèmes qui me paraissent fondamentaux : la proximité, les notions de risque assuranciel, la démographie, la participation des collectivités territoriales, enfin la reconnaissance du médecin.

- **La proximité en premier lieu** : notre société veut-elle restaurer une offre de soins de qualité et de proximité pour le premier recours ? Avec quels choix économiques ? Il n'existe pas de qualité sans proximité dans un système de soins de premier recours. La distance coûte cher au patient et à l'assureur : le premier abandonne des soins du fait de cette charge temporelle et financière, le second s'applique à réduire le champ d'application de ses prestations dans une logique, légitime, d'économie.

Il n'est pas logique ni cohérent d'imaginer que chaque commune française dispose en son sein d'un généraliste, il ne l'est pas davantage de constater des bourgs ou petites villes de 5000 à 10 000 habitants dépourvus de praticien. Où est l'équité entre les Français ?

Depuis la période COVID, la téléconsultation a pris une envolée extraordinaire. Autant elle était particulièrement bien venue en phase épidémique, autant, actuellement, elle prend la forme d'une « fausse bonne » solution dans la crise de l'accès aux soins. Un dépannage dans le meilleur des cas. Personne n'est dupe, il ne s'agit pas d'une solution, tout au plus un pansement sur une hémorragie sévère.

- **Comme tout assureur, la Sécurité sociale porte une attention de plus en plus vigilante à évaluer le niveau de risque de ses clients.** La visée économique prime sur l'argument médical et scientifique. Ainsi, l'hypertension artérielle sévère (HTA) n'est plus inscrite sur la liste des affections de longue durée offrant au patient une prise en charge à 100 % des soins en rapport. Cette exclusion de l'HTA sévère est peu cohérente dans la mesure où les résultats de nombreux travaux de recherche montrent de façon médicale et scientifique que son traitement optimum est primordial dans la prévention des maladies cardio-vasculaires (insuffisance cardiaque, dissection aortique, etc.). Rappelons qu'elles constituent la première cause de mortalité chez la femme et la seconde chez l'homme. Souvenons-nous également que celles-ci sont parmi les principales causes de mortalité des personnes de moins de 65 ans, celles dont l'espérance de vie est la moins bonne en France.

La même Sécurité sociale s'efforce par ailleurs de diminuer le nombre de médicaments remboursés, or elle le fait souvent sans le discernement médical suffisant. L'argument énoncé s'appuie sur l'insuffisance de preuves statistiquement significatives et d'« amélioration du service médical rendu (ASMR) » du produit et parfois sur une balance bénéfices/risques réputée médiocre. Cela pourrait se concevoir d'une part si l'argument médical était pris en compte, c'est-à-dire l'efficience médicale dans la pratique, d'autre part si les études référencées répondaient aux critères de qualité scientifique en termes de méthode et de puissance. Cela n'est pas toujours le cas : l'argument économique emporte la décision parfois au terme de négociations politiques éloignées de l'intérêt médical.

Le Comité économique des produits de santé (CEPS), instance interministérielle, n'inclue pas les syndicats de médecins dans sa négociation avec l'industrie pharmaceutique, seul un avis de la Haute Autorité de Santé est joint au dossier. Cet avis repose sur la notion d'ASMR, lui-même défini à partir d'études évaluant l'efficacité et les risques du médicament **pour une maladie donnée chez des patients choisis** à partir de critères de non-inclusion tels certaines tranches d'âge, les personnes porteuses de certaines autres maladies, celles consommant des médicaments non autorisés pendant l'étude, etc. Dans la pratique médicale, le patient n'est pas choisi, il est possiblement porteur de plusieurs pathologies, prend souvent d'autres médicaments, prescrits ou non. L'argument médical est insuffisamment pris en compte. Il s'agit bien d'un comité dont la mission est exclusivement économique et dont le pouvoir, sur les niveaux de remboursement par la Sécurité sociale, les prix, est majeur.

- **Un autre domaine de négociation est la démographie médicale.** Les parlementaires ont décidé de mettre en place des mesures contraignantes vis-à-vis des médecins quant à leur lieu d'installation. Une partie du gouvernement s'y opposent autant que certains syndicats, pas tous, et le conseil national de l'Ordre des médecins. Certes, il existe d'importantes différences de densité médicale selon les départements voire en leur sein. Il est évident que les zones côtières du sud de la France sont bien mieux pourvues en médecins que de nombreux territoires ruraux éloignés de la mer, de la montagne et des métropoles. Mais qu'en disent les jeunes médecins et les internes ? Leurs propositions sont-elles écoutées, entendues ? Non, malheureusement, comme si leur avenir ne les concernait pas quelque peu. Les incitations financières multiples ont un impact d'une extrême faiblesse dans le système actuel. Nous avons déjà vu le CESP (contrat d'engagement de service public) mais il existe bien d'autres formes de contrats dont ceux pour le praticien territorial de médecine générale (PTMG). L'efficacité de ces contrats n'est pas nulle mais tellement faible, insuffisante. Leur fil directeur est « l'argent », les aides financières, les rémunérations, les primes, les indemnités, etc. Jamais les conditions d'exercice. Là encore, nos jeunes confrères ont-ils été écoutés avant la mise en place de ces aides financières ? **Si la cause de la désertification médicale était l'argent, nous n'en parlerions plus.** Pourtant, le CNOM a publié en 2019 une enquête sur les déterminants à l'installation auprès de 15 300 professionnels dont 70% déjà installés, 16% d'internes et 14% de remplaçants. Il y apparaît que le choix du lieu d'exercice est étroitement lié à la dimension territoriale, à la qualité des services publics sur le bassin de vie, les équipements culturels et sportifs, bien devant les questions financières et de mobilité. Par ailleurs, nous l'avons déjà souligné, un jeune médecin a bien souvent initié sa vie familiale (86%) et parfois parentale à proximité de sa faculté et de ses terrains de stage. Lorsque ces derniers sont hospitaliers, et ils le sont pour les deux tiers des stages de troisième cycle, la vie de ce jeune praticien est citadine. Son carnet d'adresses de correspondants médicaux et amicaux est lié à ses lieux d'enseignement. Un retour ou plutôt un expatriement vers le milieu rural ou semi-rural est bien aléatoire.

Ce même rapport du CNOM montre que 75% des internes envisagent une installation en libéral mais seulement 12% s'y installent ; 19% envisagent une activité salariée pure mais 62% sont salariés. Ce décalage repose sur de nombreux facteurs.

Comment arrêter cette hémorragie des médecins généralistes vers des disciplines salariées, plus ou moins spécialisées, parfois peu médicales ? Faut-il l'arrêter ? Faut-il vraiment refuser d'admettre que les jeunes médecins, voire les moins jeunes, choisissent le salariat pour exercer leur art ? L'exercice salarié serait-il vraiment moins rentable sur le plan individuel et collectif que ce libéralisme moribond ? La qualité des soins serait-elle réservée au mode libéral ? Premier recours et médecine ambulatoire ne pourraient-ils se conjuguer que dans un système exclusivement libéral au sein duquel les praticiens n'ont que la liberté d'augmenter leur cadence de consultation, d'allonger leur journée de travail ou de dévisser leur plaque et changer de métier ?

Ces questions, et probablement d'autres, devraient prendre place dans les négociations entre les professionnels, inclus les internes, les jeunes médecins et les ministères, l'Assurance maladie.

- **Comment les collectivités territoriales peuvent-elles participer au maintien d'un accès aux soins de proximité ?** Depuis la création des Agences Régionales de Santé (ARS), aux organigrammes pléthoriques et alambiqués, les difficultés d'accès aux soins s'aggravent, les dépassements d'honoraires ne cessent d'augmenter, la démographie s'étiole mettant en cause la notion princeps posée en 1945 par l'Organisation Mondiale de la Santé (OMS) : un accès aux soins pour tous.

Les conseils départementaux disposent de la compétence pour promouvoir les solidarités, la cohésion territoriale et l'accès aux soins de proximité sur leur territoire. Comment peuvent-ils assumer leur rôle concernant ce dernier objectif dans un tel concert de désertification, de pénurie et de perte de sens chez les médecins ? Par ailleurs, tous les départements ne disposent pas d'une faculté de médecine sur leur territoire. L'Eure et l'Eure et Loir, où j'ai exercé la médecine pendant quatre décennies, en sont dépourvues, comme plusieurs autres départements, créant des éloignements pénalisants avec les lieux de formation et les lieux de vie des étudiants.

Certaines communautés de communes ou agglomérations ont défini une compétence santé, non obligatoire. Leurs moyens d'action restent limités à quelques attributions d'aides à l'installation. Leurs interventions concernent plutôt la prévention, certains dépistages et la promotion de la santé par l'éducation du public sur divers thèmes tel l'alimentation par exemple.

De nombreuses communes mobilisent des budgets parfois conséquents afin d'attirer des médecins. Depuis des paiements d'annonces onéreuses sur divers médias, d'une efficacité médiocre souvent nulle, jusqu'au versement d'une somme d'argent mensuelle à des étudiants qui s'engagent à s'installer au sein de la commune pendant une certaine durée, les idées et les efforts sont concrets : mise à disposition de locaux professionnels gratuits pendant une durée plus ou moins longue, mise à disposition d'une maison d'habitation avec un loyer très faible voire nul, parfois même une voiture, etc.

Ces efforts sont rarement couronnés de succès. Logique dans la mesure où les causes essentielles de la non-installation des médecins ne sont pas liées à une question financière.

Dans la petite ville où j'habite, nous avons installé un dentiste grâce à la mise à disposition d'un local adapté qu'il cherchait depuis deux années. Nous lui avons proposé un loyer gratuit mais il se serait installé même sans cette faveur. Un médecin nous a sollicité pour une installation en salariat. La commune a pris le risque et équipé un Centre communal de santé adapté aux personnes à mobilité réduite (PMR) avec secrétariat. Le médecin est resté cinq mois ; il « n'aimait pas les soins et ne supportait pas les patients ». La dette supportée par la collectivité est d'autant plus énorme que ce médecin ne voyait qu'une dizaine de patients par jour ! Bien qu'il prête serment - le serment d'Hippocrate - le médecin n'en est pas forcément doté de ses valeurs.

- **La reconnaissance du médecin doit être pensée et négociée :** depuis la loi Debré en 1958, la médecine en dehors des murs de l'hôpital a été laissée en jachère. Le résultat est là : il n'est pas question d'évoquer le concept de « profil de carrière » pour un généraliste qui, après trente-cinq ans d'activité, voire plus, en a aujourd'hui une visibilité parfaite. **Une visibilité qui tient en deux termes : plus de contraintes, moins de revenus.** Par ailleurs, son outil de travail et sa clientèle n'ont plus aucune valeur commerciale. La fermeture d'un cabinet médical constitue une souffrance pour le médecin, un désarroi pour le patient, une perte nette pour la collectivité.

Jusque dans les années 1980 - 1990, le généraliste accumulant de l'ancienneté, de l'expérience, gagnait en notoriété au sein de la Cité, il pouvait prétendre un droit de présentation de sa clientèle à un successeur. Ce regard et le juste fruit de son travail ont aujourd'hui disparu. Est-ce juste ? Peut-on au moins imaginer conserver la valeur de respect ?

Un médecin, qui exerce régulièrement avec des échanges soutenus entre pairs et confrères, qui lit des revues scientifiques, qui suit une formation médicale continue, qui analyse sa pratique avec des confrères dans le cadre d'une coordination pluridisciplinaire, qui utilise des aides à la décision, devient plus efficient au fil des années.

Est-ce le cas de tous ? Dans le doute, plusieurs modèles de contrôle administratif de l'obligation déontologique de formation du médecin ont été décrétés, certains fort humiliants lorsqu'il s'agit de collecter des « bons points ». Tous se sont révélés inapplicables, inappliqués. Alors est née cette idée d'extrapoler à la médecine générale le concept de performance propre et approprié à l'industrie. Étrange idée que celle d'extrapoler la performance de l'activité de professionnels sur des produits industriels à celle de soignants sur l'humain. Cela ne peut se faire qu'en réduisant l'homme à une complexe machine carnée et finie, à réduire l'art médical à une science exacte. Sottise, confinant cette idée à une visée non éthique par essence. Quelle est donc l'intention des décideurs et des signataires conventionnels dans cette étrange idée basée sur la raison technique et la défiance ?

Étrange idée que celle qui consiste à croire qu'écouter, repérer, dépister, prévenir, informer, diagnostiquer, explorer, suivre, traiter, surveiller sur le long terme un patient ou un malade, s'acquiert au cours des études médicales hospitalières, centrées sur la maladie et la technique, lors d'hospitalisations courtes. Ces maladies hospitalières sont justement celles à faible prévalence en médecine générale !

L'exercice régulier, l'analyse critique de la pratique entre pairs et la formation médicale continue permettent au contraire d'atteindre ces objectifs centrés sur le patient et la qualité des soins, à un moindre coût. Là se pose la question de la raison pratique et la confiance que les gouvernements successifs accordent aux médecins.

Nous verrons dans un prochain chapitre que cette confiance peut exister, dans certains pays, sans perte d'efficacité en termes de qualité des soins et d'économie. La confiance peut vraiment faire alliance avec un dépistage des déviances de certains praticiens.

L'ancienneté, non uniquement liée à l'accumulation des années après le diplôme, offre progressivement cette compétence humaine, celle qui inclut la compétence biomédicale adaptée, psycho-sociale pertinente et spirituelle. L'ancienneté du médecin généraliste n'aurait-elle aucune valeur ajoutée ? Parmi les personnels salariés, celle-ci est prise en compte selon des règles établies et publiées dans les conventions collectives de branche. C'est le cas des praticiens hospitaliers, par exemple. Pourquoi n'est-ce pas le cas du médecin généraliste libéral, pseudo-salarié de la Sécurité sociale, muni d'une expérience équivalente ?

L'idée d'indexer la prix de la consultation à l'ancienneté apporterait une ombre d'équité à ces textes conventionnels successifs. Ce pourcentage, lié à l'antériorité avec formation continue validée, serait remboursable au patient selon les règles habituelles. Le caractère imposé et opposable du tarif de la consultation rend cette proposition parfaitement légitime. Le fait que la Sécurité sociale, depuis 1967, ait apporté aux médecins une solvabilité, n'autorise pas les décideurs actuels à se comporter comme des despotes : tarifs imposés, obligations multiples, interdits redondants, prime à la performance et autres humiliations... Dans ce cadre de mesures conventionnelles coercitives, la reconnaissance du médecin, selon son ancienneté et sa formation médicale continue, n'a encore jamais trouvé sa place... Si l'idée phare actuelle est la prime ou le forfait, alors, il faut créer une prime d'ancienneté selon le même principe que celui appliqué pour les confrères hospitaliers salariés. Le principe du paiement à l'acte du médecin nécessite d'imputer cette prime sous forme d'un pourcentage appliqué aux lettres clés de la nomenclature. Par exemple 3 % à partir de trois ans d'exercice plein temps validé, puis 2 % supplémentaires tous les deux ans jusqu'à trente années. Sur la base des tarifs actuels, cela représente 0,90 euro par consultation à partir de la quatrième année d'exercice et au maximum 9 euros pour un généraliste qui exerce depuis plus de trente années.

Que veut dire plein temps ? L'INSE évalue le temps de travail des médecins généralistes et spécialistes depuis plusieurs décennies. Le passage aux 35 heures pour les salariés ne s'est pas répercuté sur ces professionnels. Les généralistes restent, en moyenne, à 52 – 53 heures hebdomadaires, les spécialistes libéraux à 48 – 50 heures. Cependant, le temps de travail est passé de onze demi-journées par semaine à dix. Cela signifierait qu'un médecin exerçant 35 heures par semaine serait à 66% équivalent temps plein ! Ces temps de travail, associés à la charge mentale actuelle liée aux polypathologies, aux progrès scientifiques à intégrer dans la pratique, aux exigences des patients de plus en plus consuméristes voire à la montée de leur agressivité parfois, à la pression administrative déjà citée, peuvent-ils encore attirer des jeunes médecins qui souhaitent investir, plus que leurs ainés, les temps familiaux et de loisirs ?

Cette rémunération de l'ancienneté serait un moyen efficace de maintenir les médecins libéraux en activité, peut-être d'attirer des jeunes. Le financement de cette prime d'ancienneté pourrait se faire en supprimant un certain nombre de forfaits, notamment le forfait médecin traitant, un des moins éthiques et onéreux. Par ailleurs, elle éviterait l'inflation des actes et la « revoyure », terme réservé pour désigner le nombre de fois qu'un patient est vu par son médecin ou un autre (confrère de garde, des urgences…) dans un espace-temps. Elle freinerait la fuite des médecins quinquagénaires, moins poussés à la course à l'acte et qui s'y épuisent moralement. Le maintien de ces médecins expérimentés devrait permettre d'optimiser la pratique médicale globale dans la mesure où ils prescrivent logiquement moins d'examens complémentaires que les juniors au sens clinique balbutiant ; nombre d'entre eux retrouveraient le goût hippocratique de la transmission de leur savoir à travers la maîtrise de stage, tellement utile. Les internes que nous recevons au sein de nos cabinets de médecine générale réapprennent la séméiologie clinique et réduisent leurs prescriptions d'aide au diagnostic (imagerie, avis spécialisés, biologie) sans remettre en cause l'obligation de moyens. Ajoutons qu'un médecin heureux de son mode d'exercice maintiendra son activité jusqu'à l'âge de la retraite voire au-delà.

Si les signataires des conventions médicales tiennent absolument à cette prime à la performance (ROSP), il est possible d'y intégrer ce concept d'ancienneté.

De façon globale, l'ancienneté du médecin généraliste libéral doit être prise en compte pour elle-même comme pour tout actif dont les revenus sont non concurrentiels. Rappelons que c'est le cas des soignants exerçant exclusivement en secteur à honoraires imposés et opposables : médecins généralistes, infirmières, kinésithérapeutes. Cette mesure d'équité pourrait se faire si simplement en appliquant à la valeur de l'acte les pourcentages d'augmentation de rémunération pratiqués pour les salariés, notamment hospitaliers. Cette proposition fera hurler les adeptes de l'égalité en lieu et place de l'équité : un acte de médecine générale à une valeur et une seule quel que soit l'âge et l'ancienneté du praticien, soutiennent-ils. Étrange, cette incantation n'est plus vraie lorsqu'il s'agit d'un salarié exerçant un métier similaire.

Trois autres propositions de réflexion

Ces négociations préalables pourraient conduire à réfléchir sur trois autres propositions, sachant que l'une n'exclut pas l'autre. Une quatrième pourrait en découler.

Accompagner la création des Maisons de Santé Pluridisciplinaires. Accompagner vraiment !

Ces MSP sont composées de médecins généralistes, parfois de spécialistes, accompagnés d'autres professionnels de la santé à la mesure du territoire de proximité desservi. Quel que soit ce territoire, rural ou citadin, elles doivent répondre à cinq conditions :

La première touche à la proximité. Celle-ci est incontournable concernant les soins de premier recours. Elle est une des caractéristiques de la médecine générale, du soin infirmier et de kinésithérapie. Elle est un besoin essentiel de la population, c'est-à-dire qu'en son absence, la perte de chance menace les malades avec toutes les conséquences que nous connaissons. Ces MSP répondent à l'aspiration des jeunes médecins qui ont clairement exprimé leurs doutes et leurs craintes vis-à-vis du système libéral actuel, plus ou moins isolés, corvéables, sans coordination. Ils désirent travailler au cœur d'une équipe pluridisciplinaire coordonnée avec du personnel d'accueil, de conseil et de secrétariat. Les expérimentations, incluant les assistants médicaux et les infirmières de pratique avancée, ont assez duré ; le modèle doit être non seulement soutenu mais vraiment accompagné par l'État et ses services de sorte que le ou les porteurs de tels projets ne s'y épuisent pas comme cela est encore le cas en 2025. Dans ma ville, il aura fallu près de deux mandats, au maire, son adjoint et son conseil municipal, pour faire émerger une telle structure que les professionnels attendent, tout du moins ceux qui n'ont pas démissionné par lassitude. Au-delà de son formalisme rigide, une administration réflexive permettrait de gagner beaucoup de temps et d'efficience.

La seconde est la nécessaire implication des collectivités territoriales. Les conseils départementaux et régionaux, dans le cadre de leurs missions sanitaire et sociale, doivent être plus facilitants pour la création des Maisons de Santé Pluridisciplinaires, nous l'avons vu.

Ils peuvent également être plus pro-actifs, c'est-à-dire réserver une part de leurs dépenses pour y intégrer des structures légères qui salarient des médecins.

Leur rôle concernant les Centres de santé communaux mérite un renforcement notable comme l'exprime le rapport de l'IGAS sur l'évaluation de leur modèle économique. Rappelons qu'au sein des Centres de santé communaux, en nombre régulièrement croissant sur le territoire, les médecins généralistes salariés ont une activité en équivalent temps plein identique à celle des médecins libéraux, qu'ils prennent en charge des patients plus précaires présentant des pathologies parfois plus lourdes et chronophages. Par ailleurs, les Centres de santé sont volontiers implantés en zones sous-denses, consolident l'offre de soins territoriale, mais souffrent d'un déficit d'accompagnement, par les ARS et la CPAM notamment, dans l'information et l'accès aux financements auxquels ils ont droit. Enfin, l'Accord national date de 2015, ancien et complexe, décalé de la réalité des pratiques de ces centres.

J'ai créé un Centre de santé communal au sein de ma commune avec l'installation d'un généraliste en 2021. Passons sur les exubérantes et pénibles contraintes administratives pour ne souligner que cette étrange règle qui pose que la prime à l'installation de la CPAM est réduite de 40% par médecin dans le cadre d'une telle structure. Les frais d'installation et charges diverses sont identiques pour la commune que pour un médecin isolé ou en cabinet de groupe voire en MSP. Par ailleurs, la commune initiatrice du centre a supporté beaucoup d'autres frais d'installation, une part significative du budget communal. Cette iniquité est préjudiciable et justifie d'être corrigée.

La troisième implique un système de salariat. Nous avons déjà dit que la majorité des internes désire exercer en groupe avec d'autres médecins généralistes ou spécialistes ainsi que d'autres professionnels de santé. **Ils souhaitent a priori une installation en secteur libéral mais en réalité, ils sont salariés pour les deux tiers, mais pas en médecine générale.** Un choix équitable de mode d'exercice, libéral ou salarié, des généralistes, doit être créé. Nous n'y sommes pas.

Une MSP peut intégrer des médecins et autres professionnels de santé libéraux, éventuellement organisés en société (civile de moyens, civile professionnelle, interprofessionnelle de soins ambulatoires, d'exercice libéral à responsabilité limitée) ainsi qu'une autre organisation qui salarie des médecins. Le Conseil national de l'Ordre des médecins propose des contrats types entre une société et un médecin salarié ainsi qu'entre un médecin libéral et un collaborateur salarié ; pourquoi pas entre un centre de santé et un médecin salarié ? L'indépendance professionnelle du médecin salarié est au cœur de ces contrats actuels.

Ces cohabitations ne doivent pas remettre en cause le principe de coordination entre les professionnels ni la participation aux systèmes de permanence des soins, au contraire. Une équité entre les soignants et une optimisation des moyens peuvent en émerger, indépendamment des statuts juridiques. Cet amalgame, statut juridique et pratique de soins, est préjudiciable au libre choix des jeunes médecins.

C'est bien là que doivent se porter les réflexions de la profession avec les collectivités territoriales afin de rompre les isolements, morbides, en fonction des statuts économiques et juridiques des professionnels, au bénéfice de l'offre de soins à la population.

Le quatrième touche aux missions d'enseignement. Ces MSP satisfont leur mission d'enseignement dans les disciplines représentées en son sein, ainsi que leur éventuelle implication dans des projets de recherche clinique, épidémiologique, pluridisciplinaire. Les étudiants prennent part aux soins curatifs, préventifs et éducatifs, participent aux travaux de recherche clinique sous la supervision de leurs maîtres de stage. La préparation de leur thèse peut prendre racine au sein de leur pratique en stage.

Depuis 1984, l'expérience montre que de plus en plus de généralistes se forment pour recevoir des internes au sein de leur cabinet et que les patients en bénéficient directement. **Rappelons tout de même que le médecin qui reçoit un malade aux urgences hospitalières est exactement le même interne que celui qui fait son stage chez le praticien ambulatoire.**

Les questionnements de l'interne stimulent la réflexion du maître de stage. Parfois, une relation particulière s'installe entre le patient et le stagiaire permettant de faire émerger des indices jusque-là restés dans le silence. Lorsque l'interne devient autonome et supervisé, il améliore l'offre de soins. Le futur « docteur junior », de quatrième année de médecine générale, sera un praticien identique, en termes de formation, au jeune médecin qui s'installe aujourd'hui mais il sera supervisé par un sénior pendant une année.

Il est également apparu une émulation des maîtres de stage à leur formation médicale continue et à une évaluation de leurs pratiques entre pairs. Une véritable dynamique d'excellence que près de trois décennies d'expérimentation, en France et à l'étranger, ont démontré dans le champ de la médecine de premier recours. La maîtrise de stage au sein d'une MSP offre une plus-value reconnue par rapport à un stage chez un médecin isolé, liée à la découverte de l'exercice d'autres professionnels de santé, au quotidien, les échanges informels avec eux ainsi que le concept de coordination, de réunion de concertation pluridisciplinaire, etc.

Ces constats, confirmés, peuvent justifier l'investissement des départements et des régions dans un accompagnement réel et efficace des porteurs de projet de MSP. Actuellement, ils participent financièrement à de telles créations, à leur mesure, exercent multiples contrôles onéreux et parfois redondants. Des progrès doivent être réalisés pour atteindre l'efficacité, c'est-à-dire accompagner dans le méandre des formalités administratives et des investissements financiers préparatoires.

Enfin, une faisabilité avérée. Actuellement, tous les frais de fonctionnement, d'investissement et de rémunération au sein d'une MSP sont supportés par le prix du soin. En effet, le montant de la consultation du médecin et de l'auxiliaire de santé inclut la valeur de l'acte médical mais également les frais de structure et de personnel qu'ils doivent mettre en place pour exercer, ainsi que les investissements. Lors de la première convention liant les médecins et la Sécurité sociale à la suite des ordonnances de 1967, l'omnipraticien exerçait le plus souvent seul, chez lui. Son équipement était succinct. Son épouse, le plus souvent, assumait l'accueil des malades et l'entretien des locaux ; les frais et investissements étaient minimes, les charges sociales également.

Actuellement, le conjoint du médecin généraliste exerce une activité professionnelle à l'extérieur du cabinet, parfois par choix, d'autres fois par nécessité pécuniaire. Les charges sociales et les frais de fonctionnement pour le médecin correspondent à 35 ou 50 % de son chiffre d'affaires selon qu'il emploie ou non du personnel de secrétariat et de ménage, que son loyer est plus ou moins élevé. La valeur de la consultation n'a jamais été revalorisée prenant en compte cette métamorphose.

Les investissements sont devenus plus lourds, tant sur le plan informatique, téléphonique qu'au plan du matériel médical, auxquels s'ajoutent la masse salariale chargée et multiples maintenances.

Il est donc possible de créer un montage financier adapté dans une enveloppe budgétaire augmentée de façon modérée. Qu'il soit seul ou en association ne change pas fondamentalement les proportions. Par ailleurs, plus le chiffre d'affaires est faible, plus ce pourcentage de charges et frais augmente du fait de dépenses incompressibles. Pour ce type de structure, comme pour les centres communaux de santé, les seules ressources financières sont liées aux soins dispensés aux patients, nous l'avons déjà précisé. Il s'y ajoute certains forfaits qui contribuent à payer ces charges, certes, mais nous sommes loin du compte. Il s'agit là d'un point de gestion à revoir. L'activité du soignant doit-elle continuer à supporter seule l'évolution des pratiques et des exigences de la société ? Le médecin n'exerce plus chez lui mais dans une structure immobilière qui doit répondre à des normes d'accès, d'hygiène et de sécurité de plus en plus compliquées et dispendieuses. Cette part immobilière a considérablement augmenté les coûts de fonctionnement pour le praticien sans que ses honoraires n'évoluent en rapport. L'équité et la justice distributive n'y sont pas. Là encore, la réponse actuelle à cet état des lieux se traduit dans la fuite des médecins et la non-installation des jeunes. Lors de leur stage, les internes expriment bien leur intérêt pour l'exercice de la médecine générale mais aussi leur peur face à la gestion d'une telle structure de soins. L'un d'eux me disait : **« je n'ai pas fait neuf années d'études médicales pour passer la moitié de mon temps à faire de la paperasse et de la compta. »**. Comment lui donner tort ?

Les autres professionnels de santé supportent des contraintes proportionnellement similaires. Certains métiers sont à l'aune de la baisse démographique.

La cohabitation libéraux et salariés d'un centre de santé, dans une MSP, répondant ainsi aux vœux des jeunes médecins, permettrait d'assurer à la population un accès aux soins satisfaisant, une permanence des soins améliorée ainsi qu'une réelle continuité des soins. Le médecin salarié verrait son salaire pondéré selon ses astreintes et gardes, dans le cadre d'un éventuel régime indemnitaire.

Ce montage justifie pleinement la mise en place d'un prix de journée ou un forfait de structure par la Sécurité sociale pour supporter les frais du personnel administratif, éventuellement assistante sociale, entretien et certains frais mobiliers et immobiliers, sur le même principe qu'à l'hôpital. À son tour, la Sécurité sociale négocierait des subventions équivalentes auprès des collectivités territoriales. Il existe actuellement un financement significatif de la part de la CPAM destiné aux Sociétés Interprofessionnelles de Soins Ambulatoires (SISA), structure juridique, économique et fiscale permettant aux professionnels de santé qui y sont associés de percevoir de nouveaux modes de rémunération en rapport avec des activités de concertation pluridisciplinaire, de coordination, d'écriture de protocoles, etc. Ce système est intéressant mais la partie administrative est importante, engloutissant une bonne part des versements et ne répond qu'à une partie des besoins sus-cités. Une évolution de ce modèle est indispensable, notamment avec une participation significative des collectivités territoriales. Celles-ci rempliront ainsi leurs compétences, permettront de stabiliser la population au sein des bassins de vie, offriront le meilleur niveau de santé de proximité à la population, réduiront les dépenses exagérées des services d'urgences et participeront efficacement au maintien des jeunes internes sur leurs lieux de stages ambulatoires, notamment en milieu rural.

Une personne en bonne santé travaille et consomme plus qu'une personne malade aux revenus réduits, même si le soin est un bien de consommation. La disparition du médecin d'un bourg ou d'une petite ville contribue à la désertification des campagnes, la disparition de l'école et des commerces de premières nécessités. Un étudiant et un interne en médecine générale qui constatent les conditions d'exercice actuelles et observent l'appauvrissement global des milieux ruraux et semi-ruraux, parfois leur abandon, convertissent leur motivation pour la médecine générale en recherche d'une activité salariée, même en dehors du soin, en zone citadine : « ***Tout sauf ça !*** », nous l'avons déjà cité plus haut.

La Sécurité sociale peut-elle investir davantage qu'elle ne le fait au niveau des soins curatifs et préventifs ? L'État doit contribuer et peser sur les Agences Régionales de Santé et les collectivités territoriales pour qu'elles appliquent leur mission d'égal accès aux soins pour tous. Au-delà de l'égalité, il s'agit d'un enjeu majeur de santé publique.

Les hôpitaux publics ne pourraient-ils pas organiser un service de médecine générale en leur sein ?

Ce service serait constitué de médecins généralistes salariés à temps plein, partiel ou à la vacation, disposant de la possibilité de réaliser le suivi des familles et patients, d'assurer les gardes nocturnes et dominicales, d'assurer les demandes non programmées. En fait, des médecins qui assument les missions de la discipline, pas uniquement des consultations imprévues.

Le service de tri et d'urgences de l'hôpital comporte déjà un accueil infirmier, formé, permettant d'évaluer le degré d'urgence de la personne puis de la diriger au mieux. Cette mesure constituait une des propositions que je faisais dans la première édition de ce livre. L'évaluation du degré d'urgence et la décision de l'offre de soin seraient leurs principales missions, non des moindres en termes de services et de plus-value en Santé publique. Il est nécessaire de faire évoluer le modèle actuel en offrant à ces infirmières d'accueil, aidées d'un secrétariat, un panel de professionnels. Une part des demandes des patients pourrait être prise en charge par des infirmières de soins ou de pratique avancée, une seconde part pourrait être dirigée vers le service de médecine générale qui réserverait un temps pour les consultations non-programmées, une troisième vers un service d'urgences médicales, une quatrième part vers un service médico-social animé par un travailleur social. Un système coordonné d'accueil des patients serait ainsi créé au sein de chaque hôpital général. Une informatisation adaptée permettrait une communication instantanée vers le médecin traitant du patient, lorsqu'il existe, ainsi que les professionnels de santé habilités à en connaître dans l'intérêt du patient (loi du 4 mars 2002). Les outils informatiques existent.

Dans un tel contexte, les généralistes du service de consultations pourraient s'investir dans des fonctions de maîtres de stage. Un statut de maître de stage universitaire existe. À sa mesure, l'Université médicale pourrait contribuer au financement de ce service de médecine générale à l'hôpital accueillant des étudiants ; elle a besoin de sites de stage ambulatoires ; la quatrième année de troisième cycle de médecine générale augmente ces besoins.

Quels intérêts pour les parties prenantes ? Le montage financier d'un tel service reste à élaborer finement mais il ne devrait pas être plus difficile que celui des MSP. On comprendra les réticences de certains membres du personnel et il faudra écouter leurs propositions mais il convient d'inscrire cette nécessaire évolution de la mission d'accueil des hôpitaux dans le cadre de la surcharge d'activités des services d'urgences. La charge de travail dévolue à un(e) secrétaire ou un(e) assistant(e) médical(e) en cabinet de médecine générale, pour plusieurs médecins, est bien connue de la profession. Les expériences ne manquent pas, diversifiées. Ce mode d'exercice de la médecine générale au sein d'un hôpital public ne peut s'entendre que dans le cadre d'un projet d'établissement. Trois options apparaissent :

1 - Un cabinet libéral installé au sein de la structure publique avec un bail locatif et une convention d'exercice,

2 - Une organisation de l'hôpital salariant des médecins selon un contrat respectant l'indépendance professionnelle du praticien et le libre choix du patient,

3 - Un système mixte comme cela existe dans les services de spécialité à travers le secteur privé des praticiens hospitaliers. Cette dernière option paraît toutefois la moins adaptée aux exigences éthiques de la médecine générale. Prenons en compte que les directeurs des hôpitaux sont enfermés dans de multiples contraintes non seulement financières mais aussi juridiques et administratives.

Rendre aux services d'urgences hospitaliers leurs justes missions.

L'étude d'un tel projet paraît pertinente voire indispensable. L'enjeu de l'amélioration de l'égalité d'accès aux soins de premier recours pour tous s'associerait à celui de rendre aux services d'urgences leurs justes missions, déchargés de demandes de soins non programmés, limitant le nombre de médecins urgentistes aux justes besoins de la population.

L'enjeu est également économique pour la Sécurité sociale dans la mesure où le même acte réalisé dans un tel service est statistiquement cinq fois plus onéreux qu'en médecine ambulatoire. Nous l'avons rappelé plus haut, les directeurs ne peuvent faire perdre de l'argent à l'hôpital ; la création d'une consultation de médecine générale au sein de l'hôpital, à proximité du service des urgences, doit tenir compte de ses contraintes financières. Là encore, les collectivités territoriales devront se mobiliser pour assumer leurs missions d'aide et d'action sociale en participant à ce modèle financier, juridique et fiscal.

Le salariat des médecins généralistes

Les centres de santé communaux

Le constat : les centres de santé communaux sont passés de 1 450 en 2012 à 2 500 aujourd'hui en France. S'ils sont peu nombreux à l'égard des 34 935 communes françaises, ils participent pleinement à l'offre de soins sur le territoire et constituent la forme la moins onéreuse de dispensation de soins par acte et par personne. Créés principalement dans des zones urbaines, ces centres de santé sont confrontés au problème de leur taille en termes de personnel. En effet, les ressources de ces centres sont liées aux soins remboursables et à une éventuelle dotation communale. Les frais de structure et de personnel dont les tâches ne sont pas prises en charge par l'assurance-maladie pèsent très lourd dans leur équilibre budgétaire. Il s'agit du personnel administratif et comptable, des psychologues, assistantes sociales, etc., dont l'utilité ne peut être remise en cause.

Pour leur création, ces structures doivent élaborer un projet de santé, attestant notamment de leur exercice coordonné, qu'elles soumettent à leur ARS, accompagné de leur règlement intérieur. Les aides financières annuelles sont liées à la réalisation de leurs objectifs.

Pour avoir créé à la fois un centre de santé communal et une MSP dans ma ville, je peux témoigner qu'il s'agit des mêmes démarches administratives, chronophages. Pour la MSP, l'ARS a financé l'ingénierie permettant d'écrire le projet de santé puis la constitution de la SISA. Pour le centre de santé communal, c'est la commune qui a assumé l'intégralité des charges financières. Là encore, en termes d'équité, nous n'y sommes pas.

Les centres de santé communaux :
- sont ouverts à tous ;
- ont la possibilité d'organiser des visites au domicile des patients ;
- proposent des activités ambulatoires hors chirurgie ;
- assurent la continuité des soins et l'information du public ;
- disposent par patient d'un dossier médical unique et partagé ;
- garantissent la confidentialité des données de santé ;
- sont en conformité avec les règles de sécurité et d'hygiène ;
- sont tenus d'élaborer un règlement intérieur ;
- doivent répondre aux injonctions de l'ARS et de la CPAM.

Les Centres de santé communaux sont des solutions viables si les collectivités territoriales, et pas seulement les communes, s'y investissent dans le cadre de la santé de leurs populations. Non seulement les centres de santé sont viables, malgré des budgets très tendus, mais ils répondent à une demande forte des jeunes médecins qui aspirent à un exercice salarié dans un cadre pluridisciplinaire. La participation à la permanence des soins des médecins de tels centres peut tout à fait s'organiser dès l'instant que chacun et chaque structure ordinale ou syndicale dépassent ses postures idéologiques pour le bénéfice de l'intérêt commun.

L'attractivité du salariat pour les jeunes médecins

Ces deux regards étant posés, examinons ce que le salariat pourrait apporter d'attractif aux jeunes médecins, mesurons ses obstacles.

Posons le postulat que le salarié est employé par une structure juridique publique, privée ou associative.

Cette structure, quelle qu'elle soit, gère son organisation et met à disposition de son personnel les meilleures conditions d'exercice de ses missions. La gestion de la structure sur les plans immobilier, mobilier, son entretien, son administration, son personnel, sa comptabilité ne doivent pas peser sur l'activité des professionnels de santé. Leur implication dans cette administration doit se limiter à leur libre choix, éventuellement.

Centré sur son activité de soins, le médecin peut offrir la disponibilité et la qualité professionnelle dont les patients ont besoin, satisfaire son serment hippocratique en donnant aux jeunes ce que ses aînés lui ont enseigné, s'impliquer dans la recherche clinique selon ses goûts et ses capacités.

Une telle structure doit mettre à disposition des soignants des moyens matériels et humains optimisant leur exercice. Sa pluridisciplinarité et son projet de santé offrent une réelle dynamique de santé publique, propice au maintien d'un bassin de vie, notamment rural, avec une offre de soin adaptée.

S'il apparaît utile de répondre aux souhaits des jeunes médecins, il est essentiel de lutter contre la désertification des campagnes. Cette dimension de santé publique y contribue. Le maintien d'une vie rurale et semi-rurale contribue également à éviter la surpopulation des villes et conurbations avec ses multiples incidences en termes d'emploi, de sécurité, de qualité de vie, etc. Le médecin salarié peut gérer au mieux l'équilibre entre son temps de travail et son temps privé, sa disponibilité pour sa vie familiale, son équilibre psychique. Rappelons que **de nombreux médecins généralistes libéraux sont en mauvaise santé ; les burn-out et les suicides ne cessent d'augmenter. La société a une responsabilité dans ce constat.** La lutte contre la désertification médicale des territoires ruraux et semi-ruraux permet également de maintenir les enfants de médecins dans les établissements scolaires de proximité, évitant des ruptures familiales précoces et la course angoissée vers les institutions dites d'élites urbaines, évitant des départs anticipés de médecins afin de se rapprocher de la ville. Par ailleurs, le salariat offre un traitement équitable des médecins vis-à-vis de la maladie, de la maternité et de l'accident. Ces conditions sociales se sont améliorées au cours de la dernière décennie, notamment en ce qui concerne les congés maternité, mais l'équité n'y est pas.

Une quatrième proposition pourrait découler des précédentes

Rappelons-le, ce chapitre vise à inventorier des modèles juridiques et fiscaux pérennes qui encouragent les vocations des jeunes médecins et favorisent leur installation dans des conditions professionnelles et privées sereines et respectueuses des principes éthiques. Nous avons proposé trois modèles. Un quatrième peut consister en leur mixité. Par exemple, l'hôpital, qui salarie un généraliste à plein-temps au sein de son service de médecine générale, peut prévoir de réserver une partie de son temps pour un exercice libéral inspiré du modèle qui existe pour les praticiens hospitaliers. Mais la réplique d'une activité libérale au sein d'une activité salariée d'un établissement public pose ses limites éthiques. Faut-il se fourvoyer dans un tel système ? Il existe depuis longtemps des médecins généralistes libéraux qui exercent une activité hospitalière à travers le statut d'attaché des hôpitaux, mais cette dernière concerne un exercice spécialisée autre que la médecine générale.

Nous le constatons, de plus en plus de médecins libéraux réduisent leur activité afin de dégager du temps de vie privée, notamment familiale. Les jeunes médecins ne veulent pas être corvéables à merci, jour, nuit, dimanche et férié comme leurs confrères d'un temps dépassé. Certes, leurs revenus baissent en même temps, mais cette logique est assumée.

En parallèle, les jeunes médecins, et nombre de séniors, aspirent à exercer dans un cadre salarié espérant, parfois à tort, être moins assujetti au poids des contraintes administratives. Le modèle d'exercice qui permettra à un professionnel de santé de travailler sans contraintes administratives n'existe pas et n'est guère envisageable même dans un monde imaginaire où l'intelligence artificielle (IA) prendrait à sa charge l'intégralité de ces actes administratifs. Dans dix ou vingt ans, ce doute sera-t-il levé ? L'IA permettra-t-elle une vraie simplification des procédures administratives ? Probablement oui, et avant dix ans. Cette révolution technique apporte déjà des aides précieuses dans plusieurs domaines de la médecine pratique, la radiologie, la biologie, etc. Il est impossible que le versant administratif ne bénéficie pas de cette révolution, en termes de simplification au moins. Au-delà de l'allègement de la charge du travail administratif et comptable du médecin, l'IA apporte déjà des aides concrètes dans la pratique médicale, aide au diagnostic, vigilance vis-à-vis des paramètres cliniques, biologiques, écho-radiologiques, etc. La consultation retrouvera des lettres de noblesse en termes de pertinence des prescriptions médicamenteuses notamment. Cette révolution technologique autour de l'IA permettra-t-elle de recentrer le médecin au cœur de son métier ? Alors, il retrouvera du sens à exercer son art avec sa part humaine, technique et scientifique.

Une telle métamorphose de la pratique du soin conduira à une refonte des modes d'exercice. Le libéral retrouvera-t-il ses lettres de noblesse ? Le salariat sera-t-il plus accessible et se développera-t-il vraiment ? La mixité de ces deux modes d'activité pour un même médecin pourra-t-elle enfin exister en dehors des bricolages actuels ?

Bien des questions qui déboucheront sur un meilleur respect du libre-choix des praticiens, une meilleure équité entre ces professionnels.

Je ne pense pas qu'il existe un modèle idéal d'exercice, celui qui attire les jeunes médecins, retient les séniors, ne contraint pas les retraités à poursuivre leur activité au-delà de certaines limites.

Le constat est que le modèle actuel est dépassé, ne résout aucun problème démographique, sociologique, économique, éthique.

Nous allons regarder les pays dont le système de santé est mieux classé que celui de la France par l'OMS. Il n'est pas sûr que la solution y réside mais des enseignements peuvent en émerger.

Qu'en est-il des pays mieux classés que la France par l'OMS ?

Les pays en tête du classement depuis 2006 sont des territoires de petite surface, relativement peu peuplés et disposant d'un niveau de vie élevé. Cela dit, les partenaires ne devraient pas se dispenser de regarder ces pays qui sont passés devant la France dans le classement Euro Health Consumer Index (EHCI) de l'OMS[2] entre 2006 et 2018. Ce classement repose sur quarante-six critères répartis en six catégories : droits des patients et information, informatisation du système de santé, temps d'attente aux soins, efficience des soins (mortalité par infarctus du myocarde, mortalité infantile, survie au cancer supérieure à cinq ans, morts évitables, infections nosocomiales, taux de déclin des suicides, taux de patients diabétiques avec HbA1c supérieur à 7), étendue des services de soins, pharmacie.

Deux autres études avec suivi contribuent au classement des systèmes de santé : le Commonwealth Fund et le Bloomberg. Le premier comprend cinq groupes d'indicateurs : qualité, accessibilité, efficacité, égalité, résultats sur la santé. Le second prend en compte le coût des soins en pourcentage du PIB, le coût des soins par habitant ainsi que l'espérance de vie.

La France n'est plus dans le top 10 qui comprend la Suisse, les Pays-Bas, la Norvège, le Danemark, la Belgique, la Finlande, le Luxembourg, la Suède, l'Autriche et l'Islande.

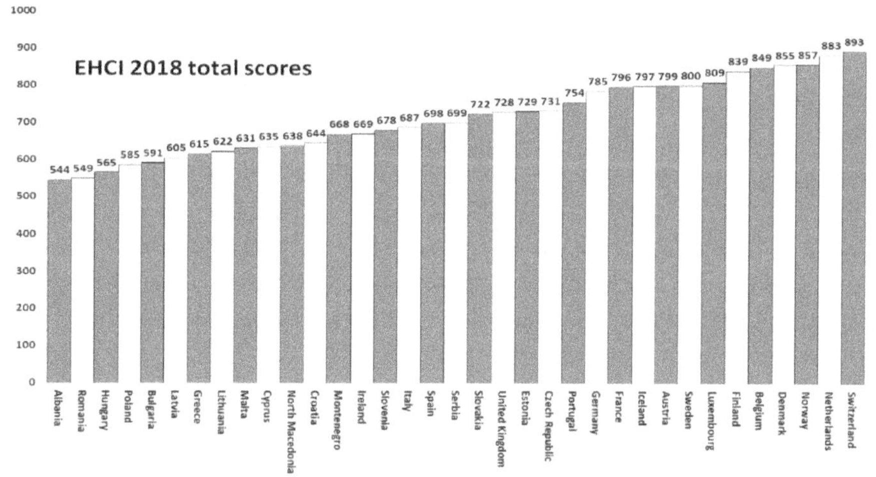

En 2006, la France était première devant ces petits pays riches, en 2007 elle était 3e, en 2008 elle devait reculer à la 10e place, en 2012 elle est 8e mais aujourd'hui, elle est 11e pour le EHCI. Les pays qui offrent les meilleurs systèmes de santé au monde sont ceux qui ont investi dans des infrastructures de santé modernes, une formation de qualité pour les professionnels de santé, une couverture santé accessible à tous et une réglementation stricte pour garantir la sécurité et la qualité des soins. **Le problème dominant pour la France reste, depuis 2009, les temps d'attente dans l'accès aux soins de santé**. Puis arrive l'hypermédiatisation des problèmes de santé, la faiblesse d'utilisation de la e-santé et la consommation importante de médicaments. En revanche, notons-le, la France se situe à la première place concernant l'indice Euro Heart 2016 avec un taux de mortalité par maladie cardiaque le plus bas d'Europe.

Au Luxembourg, les dépenses de santé représentent moins de 6 % du PIB en 2018. Elles consomment 11,3 % du PIB pour la France (+1,6% entre 2017 et 2018), 11,6% pour l'Allemagne, 10% pour l'Union européenne[3].

Les analyses socio-économiques montrent donc que la France est passée de la première à la onzième place entre 2006 et 2018 du fait de son retard dans le domaine de l'informatisation de son système de santé notamment en ce qui concerne les outils de télésanté et de télémédecine, téléexpertise, alors que les Pays-Bas et le Danemark sont en tête. Du fait du COVID, la France a beaucoup avancé dans ce domaine ; malheureusement, les progrès techniques ne peuvent être exploités à leur juste mesure du fait de la carence en médecins. Pour que la télémédecine fonctionne, il faut un médecin. D'expérience dans mon village, les temps d'attente pour accéder à un télé-médecin sont beaucoup plus longs que les incantations publicitaires ne le disent. Le second point d'achoppement de la France concerne les restrictions d'accès aux soins spécialisés et primaires (l'accès au premier recours en dehors des services d'urgences hospitaliers, eux-mêmes en difficulté) avec la persistance d'un fort paternalisme et donc d'une faible responsabilisation du patient. Malgré quelques progrès, notamment concernant l'information et le recueil de consentement du patient, l'éthique de conviction reste dominante devant l'éthique de responsabilité.

Les Pays-Bas ont mis en place, lors des réformes de 1990, un système de santé proche de celui de la France. En 2006, la création d'un système universel d'assurance maladie y a engendré une concurrence régulée entre les différents assureurs en santé. Le gouvernement se limitant à un rôle de superviseur et de facilitateur des marchés de la santé. Les médecins généralistes exercent très majoritairement en libéral, seuls ou en partenariat avec des collègues et les spécialistes à l'hôpital pour 75 %. L'accès aux soins spécialisés à l'hôpital est également assujetti à un avis du généraliste pour les 65 % de la population qui bénéficient des assurances publiques. En fait, les 35 %

des personnes bénéficiant d'assurances privées ont également pris l'habitude de passer par leur médecin référent avant de rencontrer un spécialiste. Une forte particularité des Pays-Bas par rapport à la France tient en la mise en concurrence des caisses d'assurance publiques et privées ainsi que les fournisseurs de soins. De même, la qualité des soins est une préoccupation dominante mise en place de façon concertée entre le ministère de la Santé, les assureurs publics et privés, et les médecins affiliés pour 90 % à l'association professionnelle des généralistes. En pratique, il s'agit d'une gouvernance partagée entre ces trois représentations. Grande différence avec la France où les médecins sont très peu syndiqués. Aux Pays-Bas, la confiance en l'autorégulation des médecins quant à leur formation continue et la qualité des soins a réduit de façon considérable le poids des contrôles. En France, cette confiance n'existe pas et les systèmes de contrôle se multiplient autant que les fraudes. Mais que coûtent ces contrôles réalisés par la Sécurité sociale d'une part et les employeurs d'autre part ? Quelle est la part des accidents de travail dans les jours qui suivent la reprise forcée d'un employé à la suite d'un contrôle ? Dans un système où les contrôles se multiplient, où la défiance s'accentue envers les patients et les médecins, une autorégulation est-elle possible ? Pourtant, cette autorégulation est probablement une voie intéressante vers de réelles économies.

La Suisse dispose d'un système performant mais son coût est très élevé, tant pour les personnes que pour l'État. L'accès aux soins est tributaire du prix que chacun peut investir dans une couverture efficace. Il s'agit d'un système à deux vitesses qui assume ce choix.

En Norvège, c'est l'État qui assigne un médecin traitant à une personne avec la possibilité d'en changer deux fois par an. Un médecin choisi est obligé d'accepter. Ainsi, ce n'est pas le médecin qui choisit, comme en France, mais le patient. Nous avons vu comme ce choix d'accepter sur sa liste Médecin traitant un patient ou non influe directement le calcul de plusieurs forfaits et par voie de conséquence sa rémunération. Un service public cohabite avec le privé lié aux assurances privées. Il n'existe pas de mutuelle. La Norvège progresse régulièrement dans les classements du fait de soins de haute qualité tout en réduisant les dépenses de santé publique et en offrant une grande accessibilité aux médecins. Cependant, ce système commence à présenter des signes de faiblesse liés à l'augmentation des polypathologies, l'âge des patients et l'importance de nombre de départs à la retraite.

L'Islande a mis en place un système d'assurance de santé financé par l'impôt pour tous les salariés. Les employeurs et les indépendants paient 6,35 % de leurs revenus à l'assurance-maladie. Ce pays a organisé son offre de soins en centres médicaux publics et en secteur privé agréé par l'assurance-maladie. Un médecin traitant doit être choisi par chaque patient. L'hospitalisation se fait sur prescription du médecin généraliste et est gratuite.

La France, beaucoup plus peuplée, pourrait-elle organiser un financement complet de l'assurance maladie par l'impôt ? Cela existe déjà, pour un tiers, à travers la CSG, le Fonds de solidarité vieillesse (FSV) et des dotations de l'État. Actuellement, les cotisations sociales concernent les salaires. Un financement par l'impôt ne concernerait que les personnes qui y sont assujetties. Bien que les personnes percevant de petits revenus doivent être préservées, il est difficilement concevable qu'elles soient exclues du système de financement de leur couverture santé. Une refonte des mécanismes de calcul de l'impôt sur les revenus devrait être opérée.

Le regard sur ces petits pays en termes de superficie et de population mérite une attention de notre part, nous l'avons déjà souligné. Nous pouvons remarquer, entre autres, que chaque personne y disposant d'un médecin traitant, la mortalité et les visites aux urgences sont faibles. Néanmoins, ce système performant et égalitaire laisse perdurer le lien entre durée de vie et niveau de vie, c'est-à-dire que plus le niveau de vie est bas plus la durée de vie est courte.

Au-delà des considérations techniques au sein de ces petits pays riches, **ce sont les valeurs éthiques qui pourraient être imitées : respect des professionnels de santé par l'État et la population, confiance réciproque.**

Le temps d'attente pour accéder à un généraliste, à un spécialiste, un soin non programmé mais non urgent, un traitement du cancer est au plus court en Suisse, en Islande, au Luxembourg et en Allemagne, le plus long en Italie, au Royaume-Uni, en Espagne, en Suède et en France. En moyenne, le délai d'attente pour obtenir une consultation de médecine générale, en France, est de six jours (entre 2 et 11 jours, en 2023). Concernant un rendez-vous auprès d'un spécialiste, les délais sont extrêmement variables : 50 jours (entre 7 et 104 jours) pour un cardiologue ; 80 jours (entre 4 et 189 jours) pour un ophtalmologue ; 21 jours (entre 1 et 48 jours) pour un radiologue ; 44 jours (entre 5 et 93 jours) pour un gynécologue[4]. Cette étude de la DREES, qui date de 2018, montre, sans la nommer, la disparité entre la ville et les champs et même au sein de certaines grandes villes, d'un quartier à l'autre. Ces évaluations se sont-elles améliorées depuis la dernière pandémie ? Ces délais d'attente peuvent s'accompagner de retards diagnostiques eux-mêmes responsables de perte de chance pour le patient. Pire, ils s'accompagnent trop souvent d'abandons de soins et de diagnostics tardifs. Infirmières et médecins du travail sont parfois les premiers témoins d'une maladie grave à un stade avancé. Négligence du malade, peut-être, abandon le plus souvent faute d'accès aux soins selon les professionnels de santé au travail que j'ai interrogés. Ces constats n'existaient pas il y a une vingtaine d'années.

A ce jour, les missions des infirmières de pratique avancée (IPA) gardent des limites floues. Elles ne concernent pas l'accès direct des personnes dans le cadre de consultations non-programmées. Des médecins, de certains syndicats et du conseil national de l'Ordre, y sont défavorables. L'idée de permettre à des IPA de recevoir des patients en consultation non programmée permettrait pourtant une forme de tri au bénéfice directe du patient comme cela existe déjà au sein des services d'urgences où l'infirmière d'accueil évalue le degré de promptitude de l'intervention médicale. Ces IPA exercent en relation étroite avec un ou plusieurs médecins du même territoire. Elles peuvent et doivent les interpeller au moindre doute. Les praticiens verraient diminuer le nombre de consultations pour motif non pressé voire non médical (surveillance d'une plaie simple post-opératoire, d'un coryza ou autre rhume en période hivernale, d'un résultat d'examen biologique régulier stable, d'un renouvellement de prescription régulière, d'une brûlure mictionnelle, etc.). Ce temps libéré permettrait au médecin de recevoir davantage de malades nécessitant un avis ou un suivi médical, de façon moins chronométrée. Nous sommes très loin du schéma des officiers de santé du XIXe siècle qui ne faisaient appel, ou pas, au médecin ou chirurgien de la ville qu'en cas de situation grave ou opératoire. Cette comparaison n'est pas pertinente.

C'est une collaboration optimale entre le médecin de premier recours et l'IPA qui permettra de solutionner la cruelle et morbide difficulté d'accès aux soins, en France, au moins durant la décennie à venir.

Notons que le mode d'exercice dominant des généralistes de ce peloton de tête des pays mieux classés que la France est l'organisation en groupe. L'exercice individuel, parmi eux, est de plus en plus faible. Très lentement, en France, les médecins se regroupent, plus souvent en cohabitation d'une structure immobilière qu'en travail coordonné. Les jeunes médecins, volontaires, qui s'installent, sont le plus souvent les artisans d'une telle dynamique.

La rémunération des généralistes est plurielle dans la grande majorité d'entre eux : paiement à l'acte, capitation, forfait. La Finlande et la Suède, aux 6e et 8e rangs, ont mis en place des centres de santé financés par les collectivités qui rémunèrent leurs médecins de façon salariée ou par capitation, c'est-à-dire un forfait fixe annuel par patient inscrit sur la liste de chaque médecin. Ces deux pays sont devant la France concernant les critères de qualité des soins. Un système basé sur la seule capitation semble avoir montré ses limites en Angleterre. L'Allemagne obtient le même score que la France concernant la qualité des soins alors qu'elle offre un accès aux soins nettement mieux évalué. Selon le même ordre d'idée, le Danemark offre un accès aux soins moins bien évalué qu'en France, mais une qualité des soins nettement meilleure. Cela pose le problème de l'impact de l'accès aux soins sur la qualité des soins. Rappelons qu'il s'agit de petit pays, en dehors de l'Allemagne, au niveau de vie élevé. La France ne souffrirait-elle pas aussi de sa centralisation des offres de soins au sein de ses grandes métropoles au détriment du milieu rural et semi-rural ? Du niveau de rémunération des généralistes ?

Par ailleurs, l'Euro Health Consumer Index montre également, de façon forte, que le retard de la France en Europe est lié à l'insuffisance de l'informatisation de son système de santé : outils de télésanté, de télémédecine et de téléexpertise. Afin de pondérer ce constat, il convient de souligner que si son classement concernant l'accès aux soins est à la onzième place, en termes de qualité des soins, la France est classée sixième. Ne nous rassurons pas pour autant, la France régresse selon ces deux critères majeurs depuis deux décennies.

En somme, le mode de financement des systèmes de santé, par l'impôt ou par les cotisations sociales, ne semble pas influencer le type de prise en charge des maladies chroniques, mais influe sur le temps d'accès aux soins spécialisés. En revanche, la mise en place de soins de premier recours d'accès facile offre une prise en charge plus cohérente des patients. L'implication des IPA dans l'accès aux soins de premiers recours renforcera sa qualité. Force est de constater que depuis la réforme de 2004, la France a beaucoup régressé affichant un mauvais accès aux soins de spécialités du fait de l'allongement des délais et des abandons de soins.

Les comparaisons avec les autres pays d'Europe, notamment ceux qui sont mieux classés que la France, associées à l'évaluation de la qualité des services, des résultats et de la survie globale des malades du cancer peuvent orienter notre regard, a minima, vers les Pays-Bas (second) et le Luxembourg (sixième). Ils offrent le meilleur accès aux soins, les meilleurs résultats en termes de survie globale des malades du cancer, mais aussi une forte responsabilisation des patients et un développement soutenu des outils de télémédecine, téléexpertise et télésanté ; il est impossible de ne pas faire la corrélation même si les démographies sont différentes.

Afin que la France retrouve son excellence perdue, il faut réfléchir à une refonte du fonctionnement de notre système de santé. Une réflexion sur sa structuration juridique et financière n'est pas sans intérêt mais l'urgence consiste à rendre notre système plus fonctionnel voire à le sauver. **Convenons au moins d'améliorer l'accès aux soins de premier et second recours favorisant la qualité des soins et de développer des outils de télésanté, télémédecine et téléexpertise**.

Afin d'arrêter cette hémorragie d'étudiants, d'internes et de médecins seniors vers d'autres métiers, la rémunération des praticiens doit prendre en compte leur choix entre le paiement à l'acte, les forfaits ou le salariat. L'association de ces modes de rémunération et des modèles juridico-économiques des structures de soins semble une voie d'avenir pour la France. Sa crispation sur le paiement à l'acte prépondérant voire exclusif accompagnera sa régression encore davantage. Dans le même sens, l'accès aux soins sera amélioré en permettant aux infirmières de pratique avancée d'y jouer leur rôle.

Références bibliographiques

[1] - Habernas J. *L'éthique de la discussion.* Cerf, 1992.

[2] - http://www.healthpowerhouse.com/files/Report-EHCI-2018

[3] – https://drees.solidarites-sante.gouv.fr. Les dépenses de santé en 2019.

[4] – https://drees.solidarites-santé.gouv.fr. La moitié des rendez-vous est obtenue en 2 jours chez le généraliste, en 52 jours chez l'ophtalmologiste. Octobre 2018.

Conclusion

Alors même que le système de soins français se situait au premier rang mondial en 2006, l'OMS l'a relégué au 11e rang européen 2018. **Le constat est aujourd'hui sans appel d'une inégalité sociale d'accès aux soins dans notre pays** ; ce constat contribue au sentiment de perte de sens pour les professionnels de la santé, alors même que les besoins exprimés par les patients et les soignants sont clairs et leurs demandes réalistes depuis plus de deux décennies.

La réflexion éthique conduite se fonde sur des valeurs inaltérables et prend en compte les repères évolutifs. Dignité du malade, équité, libre arbitre, citoyenneté et solidarité : voilà des valeurs inaltérables. Quant aux repères, identifions-les : des soins centrés sur le patient, le droit, l'économie, l'éthique de la discussion, l'éthique de la compétence avec la mise à jour des savoirs en même temps que les limites du médecin. C'est bien cette réflexion qui a nourri nos propositions pour enrayer la migration des médecins de premier recours, juniors et seniors, vers les systèmes salariés hors soins voire vers d'autres métiers et, par là même, améliorer l'accès aux soins pour tous. Cet objectif posé par l'OMS en 1945 n'est toujours pas atteint. Pire, ne s'en éloigne-t-on pas dangereusement ?

L'infiltration insidieuse et continue du poids des tâches administratives et comptables, la reconnaissance tardive de la médecine générale comme spécialité et son dénigrement sociétale, des études de médecine dépourvues de lisibilité au milieu de la valse des réformes itératives, le manque de respect de la part des conseillers ministériels à l'égard d'une discipline qu'il ne connaissent pas, l'absence de lisibilité quant à l'avenir de la médecine générale, enfin, la rémunération sans équité du généraliste conventionné secteur I, voilà les principaux facteurs responsables de ce que nous pouvons appeler une hémorragie de médecins ambulatoires et de l'absence d'installation des jeunes. La majorité d'entre eux, cependant, est attirée par cette spécialité : non seulement parce qu'ils ressentent la partie « soins » de l'exercice de la médecine générale comme passionnante, enthousiasmante, utile, non seulement parce qu'elle est centrée sur les hommes et les femmes au cœur de leur vie bio-psycho-sociale et spirituelle mais surtout parce qu'ils savent être là au plus près d'eux.

Notre société ne peut assimiler ce regard sur la globalité humaine du généraliste à une sorte de pivot de santé décrit comme un scribe moderne au service de l'administration. L'économie collective et individuelle, la Santé publique, la juste chance de guérison pour le patient, tout cela inspire et justifie nos propositions fondées sur l'équité et l'égalité d'accès aux soins pour tous.

Ce travail revisité met en évidence qu'il existe de nombreuses solutions salvatrices, viables tant au plan technique que financier : accompagner vraiment et soutenir la création des Maisons de Santé Pluridisciplinaires (MSP), instituer des services de consultations de médecine générale au sein de l'hôpital, favoriser la création de centres de santé communaux, faciliter et accompagner vraiment la création des pôles de santé pluridisciplinaires, intégrer les infirmières de pratique avancée (IPA) dans le circuit de soins des patients et notamment le premier recours ou encore valoriser l'acte médical complexe et l'ancienneté du médecin en sont des propositions concrets.

Les collectivités territoriales trouveraient dans les propositions formulées des économies budgétaires en même temps qu'une réponse aux transformations socio-économiques indispensables que nous vivons. Rappelons-les ici : diminution de la pénurie médicale, résolution de la répartition anarchique des médecins sur le territoire en dehors de contraintes numériques primaires et contre-productives, réduction des troubles graves et coûteux de la santé des médecins et de leur désertion prématurée, levée des obstacles que rencontrent les jeunes pour investir le métier, enfin, rétablissement de l'esprit d'équité et de la juste chance pour les patients exclus du système. On ne tiendra pas pour rien, de plus, l'amélioration démographique des bassins de vie en milieu rural et semi-rural.

Qu'il s'agisse du médecin généraliste ou des autres professionnels de santé, la médecine de premier recours nécessite des conditions d'exercice qui répondent aux exigences éthiques, sociétales et économiques ici développées. C'est à ce prix que le système de santé français sauvera son secteur ambulatoire pour une meilleure santé de l'homme, avec lui et pour autrui, dans des institutions justes.

Table des matières

Structures éditoriales du groupe L'Harmattan

L'Harmattan Italie
Via degli Artisti, 15
10124 Torino
harmattan.italia@gmail.com

L'Harmattan Hongrie
Kossuth l. u. 14-16.
1053 Budapest
harmattan@harmattan.hu

L'Harmattan Sénégal
10 VDN SICAP AMITIE 3
BP 45034 Dakar-Fann
direction@senharmattan.com

L'Harmattan Cameroun
Tsinga/Derrière polyclinique FECAFOOT
BP 11486 Yaoundé
Jacques.koukam@harmattan.fr

L'Harmattan Burkina Faso
Villa 281, secteur 23 623, rue 14.32
Ouagadougou
zagbie@outlook.fr

L'Harmattan Guinée
Almamya, rue KA 028 OKB Agency
BP 3470 Conakry
harmattanguinee@yahoo.fr

L'Harmattan RDC
185, avenue Nyangwe
Commune de Lingwala - Kinshasa
matangilamusadila@yahoo.fr

L'Harmattan Congo
219, avenue Nelson Mandela
BP 2874 Brazzaville
deunovmikhael@gmail.com

L'Harmattan Mali
Immeuble Mgr Jean Marie Cissé
Aci Hamadallaye
BP 145 Bamako
syllaka@yahoo.fr

L'Harmattan Togo
Djidjole - Maison Amela
face EPP BATOME
02 BP 20680 Lomé
didieramela11@gmail.com

L'Harmattan Côte d'Ivoire
Résidence Karl - Cité des Arts
Abidjan-Cocody
03 BP 1588 Abidjan
harmattan.ivoire@gmail.com

L'Harmattan Bénin
Rue 604, (Immeuble à l'entrée
de la rue UCAO- Cite de Saint-Jean)
Cotonou
stepcorpus@gmail.com

Nos librairies en France

Librairie internationale
16, rue des Écoles
75005 Paris
librairie.internationale@harmattan.fr
01 40 46 79 11
www.librairieharmattan.com

Librairie des savoirs
21, rue des Écoles
75005 Paris
librairie.sh@harmattan.fr
01 46 34 13 71
www.librairieharmattansh.com

www.ingramcontent.com/pod-product-compliance
Lightning Source LLC
LaVergne TN
LVHW010941061026
849535LV00007B/2508